Social Determinants of
Health of Chinese Adults
at both Individual and Community Levels:
A Multilevel Approach

中国成年人健康的分层研究

基于个体因素和社区因素的分析

毕秋灵 著

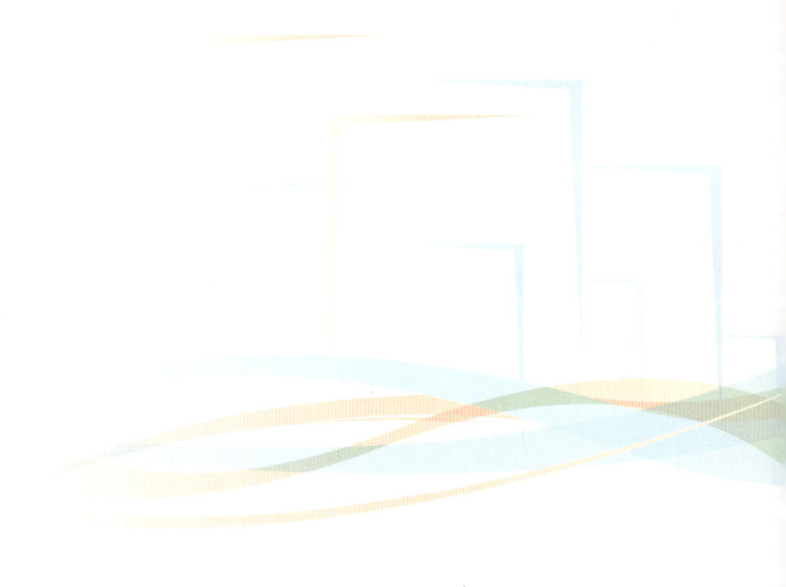

社会科学文献出版社
SOCIAL SCIENCES ACADEMIC PRESS (CHINA)

摘 要

良好的国民健康素质是国民经济和社会发展的基本条件之一，同时也是我国社会经济发展的目标。国民健康素质从微观上讲是个人体力、智力和心理的社会适应能力，从宏观上讲是一个国家或地区综合实力的反映。新中国成立以后，我国人口的健康状况得到了极大改善，平均预期寿命从成立前的不到 40 岁上升到 2000 年的 71.4 岁，婴儿死亡率从 200‰ 下降到 2000 年的 32.2‰（冯立天，1996；庄亚儿、张丽萍，2003）。但是，我国人口健康的发展过程越来越表现出复杂性，这种复杂性要求我们需要进一步认识产生健康差异的原因，并能采取各种有效的措施提高全民的健康素质，实现健康公平。人口的健康水平受到多个因素的相互影响，其中社会因素已成为影响我国人口健康的重要因素。为了全面提高人口健康素质，实现全面建设小康社会和建设社会主义和谐社会的目标，迫切需要清楚地认识影响人口健康的社会因素。基于以上考虑，本研究运用中国健康与营养调查（CHNS）纵向跟踪数据，采用定量分析方法对影响我国成年人口健康的社会因素进行深入探讨。

本研究的主要内容包括：中国成年人健康水平的个体影响因素分析，中国成年人健康动态变化的影响因素和中国成年人健康影响因素的分层分析三个部分。

首先通过定量分析方法分析个体因素对成年人健康水平及其变化的影响，主要得出以下结论：

1. 个体因素对各个年龄段成年人健康的影响并不完全一致，

这体现在性别、收入和体质指数的影响上。

2. 受教育程度是影响成年人健康的重要因素，它对青年、中年和中老年三个年龄段的自评健康的影响表现出了很高的稳定性。受教育程度越高，成年人的自评健康和生活自理能力越好，但大专以上成年人的健康状况比高中文化程度的成年人更低一些。受教育程度高的成年人在工作环境、社会心理资源（包括自我调控能力和社会支持）方面都具有更多的优势，同时，他们也能获得更好的医疗服务，以保持良好的健康状态。

3. 收入作为反映个人社会经济地位的主要指标，虽然它与受教育程度具有较强的相关性，但它主要反映的是个人的消费能力，因此在控制了受教育程度后，较高的收入仍然能够对健康起到积极的作用。对于中青年而言，不同收入层的人群的健康差异非常显著，但对于55岁以上的中老年人而言，收入与健康的关系并不是线性的关系。只有收入达到了一个较高的水平后，才能促进中老年人的自评健康和生活自理能力的改善。

4. 收入的增加有利于延缓健康状况的下降。收入的增幅越大，健康状况下降的概率越低，收入降低或收入增加幅度较小都会促使健康状况下降的概率增大。

5. 男性和女性之间的健康差异不仅体现在健康的水平上，也体现在健康变化的速度上。

6. 生活方式（吸烟时间、喝酒频率）并不能解释不同受教育程度群体之间的健康差异。吸烟时间对健康的动态变化具有显著的影响。烟龄越长，健康状况下降的概率越大。适量喝酒对健康的状态和动态变化都有积极的影响。

7. 对膳食活动知识的了解有助于健康的身体状态。尽管对膳食活动知识的了解在一定程度上受到受教育程度的影响，但在同样的受教育水平下，掌握科学的营养知识仍然有利于保持健康的状态。

8. 体质状况是影响我国成年人健康的最主要因素之一。我国居民营养不良的发生率正在降低，但营养不良对我国居民健康的影响危害仍然很大。尤其是对于青年人和老年人而言，营养不良对健康的影响非常大，而肥胖是中年人面临的主要健康问题。

个人的健康状况不仅存在明显的个体差异，而且还存在着显著的地区差异。环境健康医学模式将环境因素，特别是社会环境因素作为影响健康的最重要因素。本研究结合 CHNS 调查中的个人数据和社区数据，运用分层模型分析了个体因素和社区因素对成年人健康的共同影响。结论如下：

1. 不同社区的成年人健康状况之间存在差异。居住在县城居委会的成年人自评健康状况差于城市社区成年人，其日常生活自理能力和工具性日常活动能力也比城市社区的成年人差。居住在郊区村的成年人日常生活自理能力比居住在城市社区的成年人好。居住在农村的成年人自评健康状况比城市社区成年人差，工具性日常活动能力也更差。

在不同类型的社区，个人的受教育程度对健康的影响程度不同。总体来看，不同受教育程度人群之间的健康差异很大程度上受到居住地的影响。因此，减少和消除城乡之间的受教育程度差异是提高我国人口健康状况的重要途径。

2. 社区的人均收入水平对个人的 ADL 和 IADL 都有显著的直接影响，但影响程度很小。与此同时，社区的人均收入水平与个人的受教育程度之间形成交互作用。社区的人均收入越高，社区居民个人受教育程度对健康的影响越大。

3. 社区的文化水平对社区所有居民健康水平产生促进作用。社区的文化水平造就社区特有的文化背景、行为方式和风俗习惯，它可以渗透到社区居民生活的各个方面，人们在相互接触和交流中形成共同的健康价值观念和健康意识。居民对疾病和健康的认知水平和认识程度在相同的文化环境下得以提高，从而促进社区居民的总体健康水平。

4. 社区内收入差距对不同的健康指标具有不同的影响。自评健康是一个评价健康的综合指标，它能够在一定程度上体现个人的心理健康状况，而收入差距过大给社区居民带来了不稳定和消极的情绪，减小了受教育程度对健康的影响程度。从收入差距对日常生活自理能力的影响来看，由于 ADL 是一个评价健康的更为客观的指标，收入差距的扩大有利于高收入者享有更好的医疗服务和居住环境，从而保持良好的日常生活自理能力。

5. 东部的社区和西部的社区在 ADL 和 IADL 上的差异明显。尽管东部地区的经济发展水平明显高于西部地区的，但东部地区（辽宁、山东）的社区居民 ADL 和 IADL 比西部地区（贵州、广西）差。

6. 社区医疗卫生服务条件对健康的影响主要体现在社区与医疗机构的平均距离对健康的影响上。社区每万人拥有的医生数对三个健康变量的影响都不显著。与医疗机构的平均距离对老年人的生活自理能力具有显著的影响。离医疗机构越远，IADL 不能完全自理的概率越大。

本研究的主要创新之处在于：

1. 本研究运用跟踪数据分析了中国成年人健康动态变化以及个体因素变化对健康的影响。由于以往的数据一般是横向数据，很难分析我国成年人健康的动态变化过程。本研究运用了纵向数据，且跟踪间隔时间较长，因此可以分析社会因素对健康的动态变化的影响。此部分研究有利于我国成年人的疾病预防和健康促进。

2. 本研究利用分层模型探讨了个人特征和社区环境特征对成年人健康的共同影响以及两种因素的交互作用，突破了以往仅从个人因素研究个人健康或用总体健康指标研究群体健康状况的局限，充分证明了社区环境差异对个体健康的作用，为我国人口健康影响因素的研究增加了新的内容。

3. 本研究对不同年龄段成年人健康的影响因素进行了分析和比较。以往社会科学领域的健康研究大多数是对老年人进行的研究。本研究不仅扩大了年龄的研究范围，而且将不同年龄段成年人健康的影响因素进行分析和比较。研究表明，尽管许多因素对健康的影响在不同年龄段表现得并不一致，但社会经济地位对健康的影响在各个年龄段保持稳定，充分体现了社会经济地位是影响健康的重要因素。

4. 本研究充分证明了社区的社会经济特征对中国成年人健康的影响，这种影响并不是个体社会经济特征对健康产生影响的总和效应，而是一种独立于个人因素之外的外部因素。另外，研究也表明不同受教育程度之间的自评健康差异实际上体现的是受教育程度与社区社会经济特征之间的交互影响。理解这一点对于改善我国居民健康水平具有重要的现实意义。

Abstract

Well health quality of population of a country is one of the essential conditions of the national economy and the social development and it is the goal of socio-economic development in China. Microscopically, health quality of population is the physical strength, intelligence and social adaptability of a person. But macroscopically, it is a reflection of comprehensive strength of a nation or a region. After the foundation of the People's Republic of China, health of the Chinese population was greatly ameliorated: life expectancy rose from less than 40 before foundation to 71.4 in 2000; Infant Mortality Rate dropped from 200‰ to 322‰ in 2000 (Feng Litian, 1996; Zhuang Yaer, Zhang Liping, 2003). However, the development of population health of China has displayed complexity which requests us to find reasons of the health diversity and to take all effective measures to improve the health quality of all people to realize health equity. The health condition of population is influenced by a lot of factors in which social determinants have become significant in our country. In order to improve the healthy quality of population comprehensively and to realize the goal of construction of a fully well-off society and harmonious socialism society, it is urgent to clearly understand the social determinants affecting population health. Based on above considerations, this research investigates the social determinants of adults' health by using quantitative method by utilizing longitudinal data of

China Health Nutrition Survey (CHNS).

This research includes three main parts: analysis of individual factors of health of Chinese adults, analysis of dynamic change factors of Chinese adult health and multilevel analysis of determinants of health of Chinese adults.

In the first two parts which contain the health level and change and their individual factors, the following conclusions are drawn:

1. Individual factors, such as gender, income and BMI, play different roles in different ages.

2. Education is an important factor of adult's health and its role displays high stability in young, middle and old ages. The higher education, the better self – rated health (SRH) and activities of daily living. But health of adults with college education is somewhat worse than adult with high school education. Adult with higher education have more advantages in work condition, social – psychological resources (including sense of control and social support) and better medical service to keep healthy.

3. Income, as an index of a person's social – economic status, though high related to one's education, reflects personal consumption capabilities. After controlling the effect of education, higher income is beneficial to health. For young and middle – aged people, the difference of health between different groups of income is extremely significant. For middle – aged and old people more than 55 years old, the relationship between income and health is not linear. Only the income is high enough, the self – rated health and activities of daily living of them can be improved.

4. The increase of income is beneficial to the postponement of health decline. The income increases more, the probability of health

decline is lower. Reduce or low increase of income would increase the probability of health decline.

5. Male and female are different not only in their health states, but also in the speed of the health change.

6. Life style (smoke duration, drink frequency) cannot explain the health difference between groups with different education level. The smoke duration has the significant influence on the dynamic change of individual health. The smoke duration is longer, the probability that health declines is bigger. Sometimes drinking is advantageous to the level and dynamic change of health.

7. Diet and activities knowledge is helpful to keep healthy. Although the knowledge is affected by individual education level to some extent, it still has independent influence on health after education level is controlled.

8. Body Mass Index (BMI) is one of the most important factors which influence health of Chinese adults. The underweight prevalence is decreasing, but its bad impacts are still great, in particular to young people and old adults over 55 years old. For middle – aged people, obesity is their main health problem.

Not only there are obvious individual differences in health, but also there is remarkable health disparity in different areas. The environment – health medical pattern regards environmental factors, especially factors of social environment as primary factor of health. Based on individual and community data of CHNS, this research uses Hierarchical Linear Model (HLM) to analysis social determinants of health of Chinese adults at both individual and community levels. The conclusion is as follows:

1. There is a difference of adult's health between communities.

Adults in county town neighborhoods have worse SRH, ADL and IADL than in urban neighborhoods. Adults in suburban villages have better ADL than in urban neighborhoods. Adults in villages have worse SRH and IADL than in urban neighborhoods.

In different types of communities, the extent of influence of the individual education level to health differs. Generally speaking, the health difference between different education levels is due to the different education levels in communities. Therefore, reduce and elimination of the education discrepancy is a fundamental approach to improving the population health in China.

2. The average income of a community has the significantly direct influence on ADL and IADL, but the influence is very small. Also, there are interactions between the average income of a community and individual education level. The average income of a community is higher, the influence of the individual education level on health is wider.

3. The high average education year is advantageous to all residents of a community. The high education produces their own culture, life styles, manners and customs, which may permeate through the lives of residents in the community. The common value of health and health consciousness are formed in mutual contacts and communications. The cognitive ability of disease and health is improved under this circumstance, so that health of all residents in the community can be increased.

4. The income inequality in a community has different kinds of effects on health. SRH is an integrated index of health, in which personal psychological condition can be embodied to a certain extent. Unsteady and passive spirit due to the high income inequality in the

community diminishes the active influence of education to health. For ADL, which is a more objective index of health, the great income inequality is beneficial for those people with high income because they can get better medical service and living condition to keep well ADL.

5. There are remarkable distinctions in ADL and IADL between eastern and western communities. Although the economic development in the east is higher than the west, ADL and IADL of eastern (Liaoning Province, Shandong Province) residents are worse than those of western (Guizhou Province, Guangxi Province) residents.

6. The influence of the condition of medical service in community on health is embodied in the effects of the average distance from health facilities. The number of doctors every ten thousand people has no significant effect on the three health variables. The average distance of health facilities have significant influence on IADL. The distance is farther, the probability of disability is higher.

The innovation of this research lies in:

First, based on the longitudinal data, the paper analyzes social determinants of the dynamic change of Chinese adults' health. Since previous data are mostly panel data, the dynamic change of health and its determinants can little be known. The longitudinal data and the long interval between waves can be beneficial to analyze the dynamic change of health. These parts are advantageous to disease prevention and health promotion.

Second, hierarchical non-linear models are used to analyze the influences of individual and community characteristics and their interactions to individual health, which breaks through the restriction of previous researches which study individual health or population health separately This research evidently indicates that the characteristics of community play a role in individual health, which increased the new content for the health research in sociology.

Third, social determinants of health are analyzed by cutting age to three periods. It proves that although many determinants of health are not consistent, the effect of socio-economic status is identical for all ages. Its fundamental effect on health is fully testified.

Fourth, the effects of community on individual are fully proved. The effects of socio-economic characteristics of community testified in the paper are not the aggregate of individual socio-economic status, but the external effects independent of the individual. The influence of education on self-rated health reflects the mutual effects of education and socio-economic characteristics of community.

目 录

第1章 绪论 ·· 1
  1.1 研究背景和研究意义 ·· 1
  1.2 研究内容 ··· 4

第2章 文献回顾与述评 ··· 6
  2.1 社会因素对健康的影响机制 ·································· 6
  2.2 健康的个体影响因素 ··· 8
    2.2.1 性别与健康 ··· 8
    2.2.2 婚姻与健康 ··· 8
    2.2.3 受教育程度与健康 ······································ 9
    2.2.4 经济状况与健康 ·· 10
    2.2.5 生活方式与健康 ·· 11
    2.2.6 健康知识与健康 ·· 12
  2.3 健康的地区影响因素 ··· 12
    2.3.1 地区收入水平与健康 ································· 15
    2.3.2 地区收入差距与健康 ································· 16
    2.3.3 地区基础设施与健康 ································· 19
  2.4 相关研究不足之处 ··· 20

第3章 研究思路和方法 ··· 23
  3.1 理论框架 ··· 23

3.2 概念界定 ·· 24
　3.2.1 成年人的界定 ·· 24
　3.2.2 健康的界定 ·· 24
　3.2.3 社区的界定 ·· 26
　3.2.4 个人社会经济地位的界定 ······································ 26
3.3 数据 ··· 27
　3.3.1 数据来源 ·· 27
　3.3.2 样本 ··· 29
3.4 测量 ··· 30
　3.4.1 健康的测量 ·· 30
　3.4.2 自变量的测量 ·· 31
3.5 研究方法 ·· 35
　3.5.1 零模型 ··· 37
　3.5.2 随机截距模型 ·· 38
　3.5.3 完全模型 ·· 39

第4章　中国成年人健康水平的个体影响因素 ············· 41
4.1 个体因素与基期健康水平的描述分析 ······························ 41
　4.1.1 个体因素与自评健康 ··· 41
　4.1.2 个体因素与中老年人生活自理能力 ······················· 48
4.2 自评健康的个体影响因素分析 ··· 54
4.3 不同年龄段成年人的健康影响因素分析 ·························· 58
4.4 日常生活自理能力（ADL）的个体影响因素分析 ········· 61
4.5 工具性日常活动能力（IADL）的个体影响因素
　　分析 ··· 65
4.6 小结 ·· 68

第5章 中国成年人健康动态变化的影响因素 ······ 72
5.1 个体因素与健康动态变化的描述分析 ······ 73
5.1.1 个人特征与自评健康变化 ······ 74
5.1.2 个人特征与生活自理能力变化 ······ 81
5.2 自评健康状况动态变化的影响因素分析 ······ 88
5.3 日常生活自理能力（ADL）变化的影响因素分析 ······ 93
5.4 工具性日常活动能力（IADL）变化的影响因素分析 ······ 96
5.5 小结 ······ 99

第6章 中国成年人健康影响因素的分层分析 ······ 102
6.1 自评健康影响因素的分层分析 ······ 108
6.1.1 零模型 ······ 108
6.1.2 条件模型 ······ 109
6.1.3 完全模型 ······ 112
6.2 日常生活自理能力（ADL）影响因素的分层分析 ······ 119
6.3 工具性日常活动能力（IADL）影响因素的分层分析 ······ 127
6.4 小结 ······ 132

第7章 结论与思考 ······ 136
7.1 主要结论 ······ 136
7.1.1 个体因素对健康水平及其动态变化的作用 ······ 136
7.1.2 社区环境对成年人健康的影响 ······ 139
7.2 政策建议 ······ 141
7.3 主要创新点 ······ 142
7.3.1 利用纵向数据分析中国成年人的健康状况动态变化及其影响因素 ······ 142

7.3.2　利用分层模型研究个体因素和社区环境因素
　　　　　对健康的影响 …………………………………… 143
　　7.3.3　分析不同年龄段成年人健康的影响因素并进行比较 …… 143
　　7.3.4　充分证明社区环境因素对个体健康的影响 ………… 143
　7.4　研究的局限和不足 ……………………………………… 144

参考文献 ……………………………………………………………… 145

第1章 绪论

1.1 研究背景和研究意义

良好的国民健康素质是国民经济和社会发展的基本条件之一，同时也是我国社会经济发展的目标。国民健康素质从微观上讲是个人体力、智力和心理的社会适应能力，从宏观上讲是一个国家或地区综合实力的反映（高强，2005）。不断提高全民族健康素质，不仅关系人民群众的健康，也是保护和发展生产力，推动经济和社会发展的重要基础。

新中国成立以后，我国人口的平均预期寿命从成立前的不到40岁上升到2000年的71.4岁，婴儿死亡率从200‰下降到2000年的32.2‰（冯立天，1996；庄亚儿、张丽萍，2003），各种传染病得到了有效的控制，人口健康状况得到了明显改善。但是，我国人口健康的发展过程越来越表现出复杂性，这主要体现在：

第一，我国疾病模式的转变时间短、速度快，不同人群的转变速度相差较大，出现了不完全的疾病模式转变。这突出表现在城乡居民疾病模式转变的差异上。城市居民已基本上完成了疾病模式的转变，感染性疾病和与营养因素有关的疾病已基本得到控制，疾病构成从以传染病为主逐渐向以慢性病为主转变，心脏病、癌症和精神疾患等慢性疾病正快速成为致死和致残的最主要原因。而在农村地区，一些传染病、地方病仍未得到根本控制。农村居民常见病、多发病仍以感染性疾病为主，如呼吸系统、消化系统、泌尿系统等方面的疾病。农村在一定时期内面临着感染性疾病和慢性疾病的双重威胁。

第二，不同地区之间健康状况差异显著。2000年经济比较发达的东部地区人口平均预期寿命为75.42岁，经济中等的中部地区人口平均预期寿命为72.38岁，而生活水平和医疗卫生条件较差的西部地区人口平均预期寿命为69.39岁（路遇主编，2004）。由于我国城乡二元经济结构的差异，城乡之间卫生资源配置不均衡，这极大地影响了农村地区，尤其是农村贫困地区的公共卫生服务治疗和可及性，甚至会影响到我国建设和谐社会的进程及联合国千年发展目标[①]的实现。农村人口占全国总人口的70%以上，但仅拥有20%左右的卫生资源[②]。可以说，健康状况的差异是中国人类发展不平衡的一部分，虽然中国整体上处于联合国人类发展指数的中等水平，但上海的人类发展指数（HDI）几乎比西藏高55%。从全国来看，人类发展指数稳步上升，但西藏和云南等中西部省区的人类发展状况正在恶化。孕产妇死亡率在上海为9.6/10万，贵州为111/10万，西藏为399/10万（曾光，2006）。

第三，不同社会阶层的健康差异较大。2000年我国第五次人口普查数据显示，我国人口平均预期寿命已达到71.4岁，其中男性为69.63岁、女性为73.33岁。但是不同社会经济状况的人口平均预期寿命差异较大。本科以上男性和女性的平均预期寿命分别为77.8岁和81.7岁，分别高出本科以下男性和女性7.9岁和8.1岁，同时高出未上过学或只上过扫盲班的男性和女性19.8岁和13.6岁（翟振武等，2005）。

人口健康模式的复杂性要求我们必须认识产生健康状况差异

[①] 联合国千年发展目标是2000年9月联合国全体191个成员国一致同意力争于2015年实现的八项目标。世界各国领导人签署了《联合国千年宣言》，承诺消除贫穷、饥饿、疾病、文盲、环境恶化和对妇女的歧视。

[②] 曾光主编《中国公共卫生与健康新思维》，人民出版社，2006，第52页。

的原因,并能采取各种有效的措施提高全民的健康素质,实现健康公平。人口的健康水平受到多个因素的相互影响,有遗传因素、生理条件、自然环境、社会经济环境(包括社会制度、文化传统、人际关系等)、家庭环境(包括富裕程度、生活方式、饮食习惯等)、防病治病环境(医疗条件)、个人特质及调适能力等。它们交织在一起,错综复杂地作用于一个人,决定其健康状况、变化历程和变化速率以及生命周期的长短(曾毅,2004)。其中,社会因素已成为影响我国人口健康的重要因素。随着社会对健康公平课题的关注,健康不再仅仅是医学、生物学研究的范畴,同时也成为人口学和其他相关社会科学关注的课题。正如世界卫生组织(WHO)前总干事李钟郁博士提到:"只有充分考虑到导致健康差异的社会决定因素,减少疾病和拯救生命的健康干预政策才能取得成效"(WHO,2005)。

在各个人口子群体中,妇女、儿童、老年人等特殊群体由于经济和社会条件的弱势地位,其健康发展水平尤为受到关注。而作为我国劳动生产主体的成年人,是我国国民生产的主体和国民收入的主要创造者。改善成年人的健康对提高劳动生产率,减少国家医疗开支具有重要意义。在我国老龄化加剧的形势下,实现健康老龄化是我国应对人口老龄化的重要战略措施。健康老龄化"既关注老年群体的健康,更关注整体人口的健康","只有青年、中年、老年都没有病理性的衰老才能真正实现健康老龄化"。[①]国外的研究表明,个体在中年期健康状况就表现出了较大差异(House,1990;2005),因此研究成年人的健康对保证国家宏观经济长期稳定发展、实现健康老龄化、提高全民健康素质具有长远意义。

因此,为了全面提高人口健康素质,实现全面建设小康社会

---

① 邬沧萍主编《社会老年学》,中国人民大学出版社,1999,第402页。

和建设社会主义和谐社会的目标，迫切需要清楚地认识影响我国成年人口健康的社会因素。本研究运用中国健康与营养调查（CHNS）纵向跟踪数据，采用分层模型和纵向分析方法对我国成年人口的健康状况及其社会影响因素进行深入探讨。

1.2 研究内容

本研究利用中国健康与营养调查跟踪数据，从个人和地区环境两方面深入探讨影响中国成年人健康状况的社会因素。首先，本研究利用横截面数据分析个体因素对健康的影响，并将成年人分为不同的年龄阶段，考察不同阶段成年人的健康状况并比较各年龄段健康状况的影响因素差异。其次，本研究利用两次跟踪数据分析个体因素及个体因素的变化对健康动态变化的影响。考虑到个人特征与外部环境特征对健康的综合影响，本研究利用分层数据分析个体因素和社区环境因素对健康状况的共同作用及两种因素产生的交互作用。

本研究共分为七章，具体结构如下：

第1章是绪论，介绍研究的背景、意义和基本思路。

第2章是文献回顾与述评，回顾以往专家、学者对健康研究的成果，总结前人研究的不足，提出本文的研究目标。

第3章是研究思路和方法，介绍本文的数据来源"中国健康与营养调查"项目及本文所使用的样本概况，然后对本研究中所涉及的概念、变量定义及测量进行说明，最后介绍本文使用的研究方法。

第4章主要从个体角度分析个人自评健康、日常生活自理能力及其工具性日常活动能力的影响因素，研究个人社会经济特征、生活方式、营养状况、膳食活动知识知晓度、医疗条件等因素对中国成年人健康状况的影响。

第 5 章分析个体因素及个体因素变化对中国成年人健康状况动态变化的影响。

第 6 章运用分层模型分析社区环境和个体特征对各健康指标的共同影响以及社区特征与个体特征的交互作用对成年人健康状况的影响。

第 7 章是结论与思考，概括本研究的发现，提出相应的政策建议，并指出本文的不足和进一步的研究工作。

第 2 章　文献回顾与述评

1977 年 Engel 提出了"生物—心理—社会医学模式",这一模式将健康或疾病理解为从原子、分子、细胞、组织到人,以及由个人、家庭、社区、国家构成从微观到宏观,生物医学和社会科学相融合①的体系。生物—心理—社会医学模式充分考虑到环境因素、社会因素、心理因素对健康的综合作用,它不仅关注人的生物性,同样关注人的社会性。本书主要研究中国成年人健康的社会影响因素,因此文献回顾主要涵盖了社会科学领域的健康研究。

在西方国家,社会科学领域关于健康的研究已有较长时间,形成了相对系统的理论和研究结论。而国内在社会学领域近年来也逐渐有一些关于健康的研究,关注焦点主要集中在中国老年人健康研究上。本章对这些国内外的研究进行归纳,分别从个体角度和地区角度回顾社会学因素对健康的影响的研究成果,并在此基础上,概括出以往研究中存在的不足,进而提出本文的研究目标。

2.1　社会因素对健康的影响机制

Link(1995)等人认为,社会经济地位是导致疾病的根本原因。社会经济地位代表了获取各种社会经济资源的能力,它通过

---

① 龚幼龙、严非:《社会医学》,复旦大学出版社,2005,第 16 页。

多种机制影响疾病结果，从而最终表现出各种干预机制变化与疾病结果之间的相关关系。House（2005）认为社会经济地位是导致人们暴露和经历几乎所有健康风险的最主要因素。各种宏观社会经济环境、政策和个人的先赋地位（种族、性别、年龄）对社会经济地位产生影响，教育和收入又会影响人们对医疗保障和保险的获取和利用，以及健康行为、社会关系和社会支持、慢性和急性压力、心理应对和社会角色、生产活动等变量，这些变量则会表现出对患病或死亡更直接的影响（见图2-1）。

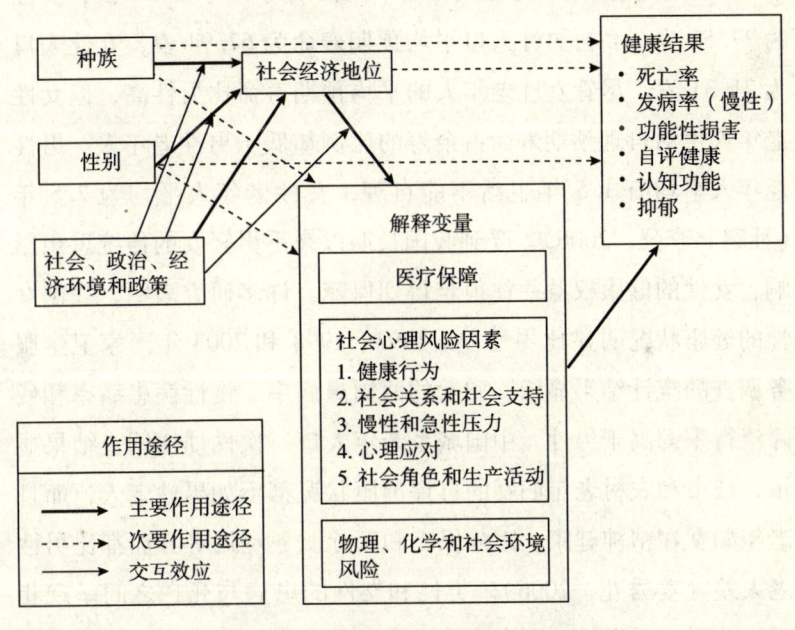

图2-1 健康社会差异的概念框架

资料来源：House JS, Lantz PM, Herd P, "Continuity and Change in the Social Stratification of Aging and Health Over the Life Course," *The Journals of Gerontology*: Series B 60 (2005) (Special Issue II)。

Blum（1974）认为环境因素，特别是社会环境对人们的健康、精神和体质发育有重要影响，并提出了遗传、环境、行为生活方式以及医疗卫生服务这四个因素组成的环境健康医学模式。

环境因素中的自然环境和社会环境是影响健康的最重要因素①。可见个体因素和环境因素对健康的影响是同时存在的，不同因素存在着对健康的不同作用机制。

2.2 健康的个体影响因素

2.2.1 性别与健康

2000年我国城镇男性人口的平均预期寿命为73.11岁，女性为77.51岁；乡村男性人口平均预期寿命为67.94岁，女性人口为71.31岁。尽管女性老年人的平均预期寿命比男性高，但女性老年人生活自理预期寿命占余寿的比例却低于男性老年人。男性老年人平均有1.5年生活不能自理，女性老年人平均为2.5年（杜鹏、李强，2006）。受到我国长期以来重男轻女的传统思想影响，女性的健康权益往往很难得到保障。许多研究表明，我国女性的健康状况明显比男性差。1993、1998和2003年国家卫生服务调查的统计结果显示，妇女的两周患病率、慢性病患病率和残障流行率都高于男性。中国城乡老年人口一次性抽样调查结果显示，城市和农村老年妇女的自评健康状况都不如男性老人，而且老年妇女在精神健康、医疗保障和医疗服务利用等方面都比男性老人差（姜秀花，2006）。男性和女性的患病与死亡之间呈现相反的关系，活得长并不意味着活得健康。

2.2.2 婚姻与健康

婚姻对健康的保护作用在很多研究中已经得到证实（Goldman等，1995；张秋霞，2004；曾毅等，2004）。婚姻可以促进健

---

① 龚幼龙、严非：《社会医学》，复旦大学出版社，2005，第14页。

康的生活方式，也可以提供给老年人情感支持和各种社会支持，配偶的情感支持能更好地帮助伴侣应对各种疾病从而更快恢复。婚姻的稳定关系到个人的精神健康状况和生活质量的好坏。已婚者的生活质量好于单身者，而婚姻的丧失可以导致经济状况的恶化，进而影响对健康资源的获取。在我国，无论是男性还是女性，有配偶人口的死亡水平都低于未婚、丧偶和离婚人口。随着年龄的增加，有配偶人口死亡水平与其他婚姻状况的死亡水平差异越来越大，女性人口的这一差异比男性更为显著[①]。顾大男（2004）对我国高龄老人的健康研究表明，婚姻对男性高龄老人的保护作用主要通过从配偶处获得日常生活照料和情感支持而实现；而婚姻对女性高龄老人的作用更多的是通过从配偶处获得心理慰藉以及可能的经济支持而体现；有偶状态的维持有利于降低死亡风险，婚姻一旦丧失，高龄老人的死亡风险就可能增加。

2.2.3 受教育程度与健康

教育对健康的影响有三类解释。第一，有研究认为教育对健康起到促进作用是因为教育可以使人们在劳动力市场上占有优势，可以获得更多的经济收入（Blan and Duncan，1967）。也就是说，受教育程度更高的人相对于那些受教育程度低的人更容易就业，更可能获得全职工作和高收入，因此不太容易出现经济上的困难（Burstein et al，1990）。第二，除了教育可以使人们在工作和经济上更有优势以外，较高的受教育程度可以塑造人们健康的习惯和生活方式，从而促进身体状态的完好（Sewell et al，1975；Pascarella et al，1991）。第三，较高的受教育程度也可以使人们更可能具备获得有利的社会、心理和经济资源的能力（An-

---

① 朱向东主编《世纪之交的中国人口》，中国统计出版社，2006，第193页。

tonovsky, 1967; Susser et al, 1985)。

一些研究认为受教育程度在个人社会经济地位中是影响健康的首要因素。"虽然收入水平和职业地位对于健康也很重要，但是良好的健康状况的最重要的决定性因素应该是受教育程度。受教育程度高的人总体上更了解健康生活方式的优点和预防保健的重要性，当他们出现健康问题时，他们能够更好地获得医疗服务。"(科克汉姆，2000)

2.2.4 经济状况与健康

收入是反映个人经济状况的首要指标。社会因果论（social causation）认为个人的经济状况可以通过各种途径影响个人的健康状况。从个人和家庭层面来看，经济状况可以通过住房、饮食和医疗的获得来影响人们的健康水平。健康选择论（health selectivity）则质疑了个人经济状况对健康的作用和个人经济状况影响健康的途径，提出了健康对于个人经济状况的反作用。该观点认为，较差的健康状况或其他影响二者关系的特征导致了此人会被"选择"到更差的社会经济地位（Grossman, 1972; Smith and Kington 1997; Lichtenstein et al 1992）。也有研究指出，社会经济地位和个人健康有可能是互为因果的关系，但二者的相互作用主要是社会经济地位对健康的影响（Chandola et al, 2003; Elstad & Krokstad, 2003; Mulatu & Schooler, 2002）。

在社会经济地位对健康发生作用的过程中，社会心理因素和医疗服务是影响二者关系的中间变量。社会经济地位对健康结果既有直接的影响，同时它也通过各种社会心理因素（健康行为、社会关系、压力和紧张、自我控制等）和医疗服务来影响健康。但 Williams（1991）认为，虽然各种社会心理因素和医疗状况影响着健康，但是这些只是表面原因，社会经济地位仍然是导致健康差异的根本原因。即使这些表面的中间因素有所改变，但只要影响健康的根本原因——社会经济地位在起作用，就会产生新的中间变量来影响健康。

大量研究论证了收入、财富、职业地位与健康之间的相关关系。一个人的社会经济地位越高，健康状况越好。尽管一些研究者提出社会经济地位与健康之间的关系很可能是双向的（Smith，1998；1999），即社会经济地位对健康状况产生影响，同时健康也可能反过来影响个人的社会经济地位，大多数研究还是认为，社会经济地位可以通过安全的工作环境、对信息的获取、医疗保险及社会网络等途径来促进健康。

2.2.5 生活方式与健康

1993年世界卫生组织专家曾指出，今后发展中国家和发达国家的死亡方式大致相同，生活方式疾病将成为世界头号杀手。不良的生活方式主要包括吸烟、饮酒、膳食不合理和体力活动不足等。过度饮酒可能引发癌症、肝病和心血管疾病，饮食中摄入动物性食品过多、复合碳水化合物少、膳食纤维少则可能导致心血管疾病、恶性肿瘤、糖尿病、胃肠功能障碍、骨关节疾病等慢性病。能量摄入增加，加之体力活动时间减少和强度减小，使超重与肥胖人口显著增加，从而提高了心血管疾病、糖尿病等的发病率。2002年全国营养调查结果显示，我国成年人超重率为22.8%，肥胖率为7.1%，其中大城市的超重率和肥胖率分别高达30.0%和12.3%（曾光，2006）。我国对19个城乡点的调查显示，不良生活方式和行为（包括过量吸烟、过量饮酒、偏食、饮食油脂过多、喜吃咸菜、少吃新鲜蔬菜和水果等）在心脏病死因中占45.7%，在脑血管病中占43.26%，在恶性肿瘤中占43.64%（龚幼龙、严非，2005）。可见不良生活方式对健康的危害十分严重。

2.2.6 健康知识与健康

健康知识包括对营养知识以及健康的生活方式的了解。良好的营养可造就全方位的健康。通过健康的饮食、户外活动、心理健康以及生活环境等相互联系、相互影响，不同领域的内容整合到健康观念中，从而对个人的健康产生各种影响。研究证明，体力活动可影响一个人的精神和感情的变化。它能够影响人体内的各种化学成分，而反过来这些化学成分又能够影响情绪和注意力。如果精神状态更为敏锐、情绪很稳定，人们就会有非常强的自信心和主动性。也就是说，当情绪愉快、精力更为充沛时，就会更关注自己的营养情况。对营养情况的关注反过来又会增强这种良性循环机制。那些自身感觉良好的人，通常会通过良好的营养来加强自身的健康（坎贝尔，2006）。

从以往的研究可以看出，个人特征与健康状况的关系基本可以归纳为：(1) 个人的社会经济地位对健康状况有显著影响。往往个人的受教育程度越高，经济状况越好，个人的自评健康、生活自理能力等健康状况也更好。(2) 中间因素制约着个人社会经济地位与健康之间的关系。这些中间因素包括：生活方式、社会关系、社会支持和自我控制等。虽然中间因素制约了两者之间的关系，但个人社会经济地位是导致健康差异的根本原因。(3) 健康对个人的社会经济地位产生反向的作用，表现在健康对职业和经济收入的影响，但这种作用不如社会经济地位对健康的影响程度大。

2.3 健康的地区影响因素

本部分回顾地区因素对健康影响的研究。地区的范畴在本部分并未作具体限定，它可以是国家、省（区、市）、市（县）或社区。健康的地区影响因素研究主要有两大类，一类研究是从宏观角度分析地区特征与地区人口健康指标（比如死亡率、患病率、平均预期寿命等）的关系；另一类是研究地区特征对个人健康指标（比如生活自理能力、自评健康）的影响。这两类研究不仅涉及的分析单位不同，研究方法也不同。在地区特征与人口健康指标关系的研究中，国外学者认为，不同社区具有不同的社会环境特征，社会环境的差异是导致健康差异的重要因素，这些社会环境包括地区的社会经济状况（如贫困、财富、职业）、文化内涵、家庭结构和生命周期、居住的稳定性（房屋的所有权和使用权）等。

以往研究指出，不同特征的社区可能出现不同的与健康相关的问题，通常表现为社区的社会经济状况与人口的健康密切相关（Yen and Syme, 1999）。Guest（1998）等人的研究发现，芝加哥各社区的社会经济特征（失业率和教育水平）与其婴儿死亡率和劳动年龄人口死亡率具有很强的相关关系。另外，有研究发现收入分配不平等与国家或地区、社区的患病率和死亡率密切相关，这种关系独立于当地的社会经济发展水平。在我国，2000年全国31个省区市的人口平均预期寿命与该地区同一时期的人均国民生产总值的相关系数为0.76，说明死亡水平与地区经济发展水平密切相关（朱向东，2006）。

将地区作为分析单位的研究为了解健康和疾病的地区分布提供了重要线索，但是这些研究不能判断出社区的社会经济特征与人口健康总体指标之间的相关关系反映的仅仅是个人社会经济地位对个人健康的影响，还是地区社会经济环境对所有社区居民健康的影响。这两种影响是不同的，我们不能将分析单位为地区的研究结论用于个人，否则就犯了社会研究方法中的生态学谬误（ecological fallacy）①。

在最近的二十多年时间里，公共健康研究领域开始验证社区

---

① 即把高层次的信息、经验、发现应用到低层次的分析单位上。参见谢宇《社会学方法与定量研究》，社会科学文献出版社，2006，第67页。

特征对个人健康结果的独立影响，而这些影响是个人因素无法解释的。Le Clere 等人（1998）发现，在控制了个人层次的受教育程度、收入、就业状况、年龄、种族、体质指数（BMI）和婚姻状况等变量后，地区的中位家庭收入、接受政府资助的家庭比例、生活在贫困线以下的人口比例、成年人失业率、黑人比例等指标可以预测女性死于心脏病的风险。Robert（1999）的社区健康理论模型（见图2-2）认为社区通过两种途径影响个人的健康：（1）社区的社会经济条件影响个人的社会经济状况；（2）社区的社会经济条件直接影响社区的社会环境、服务设施等环境条件。这两种途径同时对个人的社会经济特征和个人经历产生影响，从而更加直接地作用于个人的健康状况。第一种途径是指社区的不同社会经济特征表现出的机会和约束可以影响个人的教育、工作前景和收入，由此对健康产生直接的影响。第二种途径是指社区的社会经济状况，如社会环境、服务设施等因素，除了通过影响个人的特征来影响健康外，还可以直接对个人健康状况产生影响。

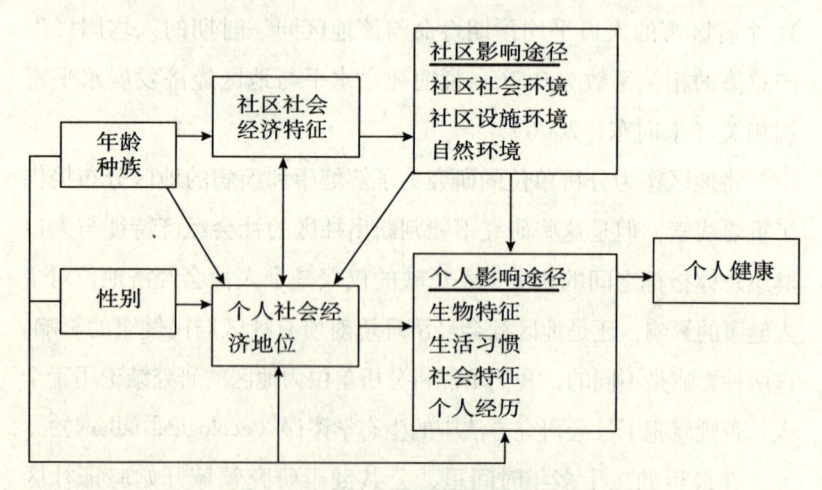

图2-2 Robert 的社区健康理论模型

资料来源：Stephanie A. Robert, "Socioeconomic Position and Health: The Independent Contribution of Community Socioeconomic Context," *Annual Review of Sociology* 25 (1999): 489–516.

2.3.1 地区收入水平与健康

关于收入对健康的影响作用，许多学者利用国家或地区数据对健康状态与经济收入之间的关系进行了实证研究，提出了收入假说理论。收入假说理论分为绝对收入假说理论与相对收入假说理论。绝对收入假说理论认为，低收入或极度贫困会对健康带来不利影响。绝对收入假说理论以 Preston 的观点为代表。他在 1975 年撰文指出，收入的增加有利于死亡率的降低，相对于富人而言，这种影响在穷人中更加明显。也就是说，收入与健康之间的关系并不是线性的关系。健康水平随着平均收入的增加而提高，但收入的边际贡献率随着收入的上升而下降（Gravelle et al, 2002）。也有研究从不同角度解释了二者之间的关系。有研究认为，社会经济状况较差或收入差异较大的地区通常会产生高犯罪率，从而直接或间接地影响所有居民的健康。犯罪行为可以直接导致身体危害，同时对于犯罪行为的恐惧可能会使居民产生压力，导致社会孤立，并且阻止外出锻炼的健康活动（Robert, 1999）。

一些实证研究也发现，在控制了个人的社会经济状况后，居住在社会经济条件较差的社区，吸烟的可能性、患高血压和胆固醇疾病的可能性都较高（Diez-Roux et al, 1997）。北加利福尼亚州的一项跟踪研究发现，在控制了年龄、性别、收入、受教育程度、吸烟行为、BMI 和饮酒量后，贫困区居民健康自评差的发生比比非贫困区高 70%（Yen & Kaplan, 1999a）。控制了收入、种族、吸烟行为、BMI、饮酒量和自评健康状况后，贫困和居住条件差的地区的死亡风险比其他地区高 50% 以上（Yen & Kaplan, 1999b）。这种关系并不限于在美国出现。在瑞典开展的一项多层分析研究发现，在控制了年龄、性别、受教育程度、BMI、吸烟行为和参加锻炼状况后，在社会经济环境差的社区生活的居民健康状况差的概率更高（Malmstrom et al, 1999）。除了采用是否是贫困区这一变量外，一些研究也证实了其他反映社区社会经济特征的变量与健康之间的关系。Anderson 等（1997）利用美国纵向死亡研究数据和人口普查数据分析了地区收入对黑人和白人成年人死亡率的影响。该研究发现，在控制了家庭收入后，地区的中位收入对 25~64 岁人口的死亡率具有显著的影响。

社区的社会经济环境不仅可以影响个人的死亡风险，还可以影响其他反映个人健康的指标。Robert（1998）发现，在控制了个人和家庭层次的教育、收入、家庭财产、性别、年龄及种族等变量后，在社区层次，年收入超过 3 万美元的家庭比例和当地失业人口的比例这两个变量对慢性病患病的种类数具有独立的影响。在控制了个人和家庭层次的变量后，接受政府资助的家庭比例对个人的自评健康具有独立的影响。

尽管以往的很多研究发现了社区的社会经济环境对个人健康和死亡风险的独立作用，但同时也有研究指出了社区社会经济环境对个人健康的影响是通过个人的社会经济地位起作用的。在控制了个人因素后，即使社区的社会经济环境可以独立影响健康，但这种影响的程度较小。

2.3.2　地区收入差距与健康

相对收入假说理论认为，个人或群体的健康水平取决于社会收入不公平的程度，在发达国家，对居民健康起最主要的作用的是相对收入而不是绝对收入（Gravelle et al, 2002）。大量研究证实了收入水平对健康的影响，但某些研究中发现，二者之间的关系在有些时候并不成立。Kawachi 等指出，虽然美国作为世界最富有的国家，但每年依然有 6% 的成年人的死因是由贫穷导致的；在战争期间，英国收入差距缩小，同时社会团结和凝聚力在提高，平均预期寿命也在上升。一些学者开始研究国家或地区的收入分布特征与健康水平之间的关系。Wilkinson 的一篇论文揭示了在 9 个西方国家中，收入不公平程度与平均预期寿命具有很强的负相关。在这些国家中收入不公平程度越低，人口平均预期寿命越高。这一现象引起了他们对收入的分配公平程度与居民健康之间关系的关注，结论认为居民的健康水平不仅与居民的平均收入有关，而且与收入在居民内部的分布相关。Lochner 等（2001）认为，与收入分配相对公平的国家相比，收入分配不公平的国家人口死亡风险会增加。在控制了平均收入水平后，一个国家的收入分配公平与否对死亡风险具有较强的影响。

社会资本理论也提出了国家、地区或社区内的收入差异可能导致社会凝聚力的降低，居民之间的信任感降低，并产生相对丧失感，从而对个人健康状况产生影响（Kawachi et al, 1997；Kawachi & Kennedy, 1997；Wilkinson, 1996）。Kawachi 等人的研究发现，信任度（每个州居民认为大多数人不能被信任的比例）与分年龄的死亡率强烈相关（$r = 0.79$，$p < 0.001$）。更低的信任度与较高的分死因死亡率相关，其中包括心血管疾病、意外死亡和脑血管病。信任度每增加一个标准差，死亡率降低 9%。我国的一项以县为分析单位的研究指出，基尼系数对人口慢性病患病率有显著正作用，但其在回归模型中的标准化回归系数值并不高（明艳，2006）。

一些研究对上述结论持不同看法。一种批评意见是，很难分清楚收入差距这样的总体尺度的影响和个体贫困的影响（Kawachi et al, 1994；Gravelle, 1998）。为了说明这一问题，需要作多层次分析，而且要同时掌握个体收入数据和个体所在地区总体收入分布数据。到目前为止，国外已有一些研究运用分层分析方法研究收入差距对个体健康的影响。一些研究结论发现收入差距对健康没有影响，或其影响不合逻辑；另一些研究则发现收入差距对健康影响不大，而且互相无关，甚至在对个人收入作了调整以后仍然如此。Atkinson 等人利用路克森伯尔格收入调查研究资料进行了州一级收入差距的多层次分析研究。结果表明，收入差距对自评健康状况的有害影响并不大，但在统计上十分显著。申报健康状况尚可或差（相对于健康状况好和极好）的居民人数，在收入不平等的州申报的可能要比在收入平等的州申报的多25%。此外，自我评价健康状况为尚可或差的家庭数，家庭收入低于1万美元的家庭可能是家庭收入高于3.5万美元的家庭的3倍以上（奥尔贝齐等，2002）。

坚持相对收入假说理论的学者对收入分配有两种主张（Mellor & Milys，2002）。一种主张认为，收入的分配不公平不仅对低收入人群有不利的影响，而且对整个人群的健康具有不利的影响。另一种主张认为，收入分配不公平仅对社会内部的贫困者产生影响，随着个人收入等级的提高，收入分配不公平对健康的影响会减小。

经济学家和社会学家试图从各种角度解释收入分配对健康的作用机制。Kawachi 等（1997）认为，穷富群体之间的差距通过社会凝聚力的瓦解而导致较高的人口死亡率，收入不公平对社会具有很大的"溢出"效应，包括犯罪和暴力的上升、生产率和经济增长的停滞和民主作用的降低等。不正常的收入分布不仅与总人口死亡率有关，而且与婴儿死亡率、凶杀及心血管疾病、肿瘤等疾病有关。对于收入分配与健康的相互关系，学界主要有三种观点（侯剑平，2007）。第一种观点认为，收入不公平会对社会下层人群产生一种心理压力，收入不公平不仅影响社会环境，而且通过失望、失控与缺少自尊而直接影响个人，这些情感通过压力而影响健康，社会地位丧失不断产生的压力直接导致健康恶化与高死亡率，对人类健康来讲，收入的不公平性比绝对收入具有更重要的影响。第二种观点是"新辩证"的观点，这种观点认为收入不公平对健康的影响源于广泛的人性的、物质的、卫生与社会基础的投资不足以及缺少保护与个人资源的综合影响，富人毫无疑问地可以通过使用自己的金钱，去购买私立教育、医疗等而变得更富有，却越来越不愿意支持使整个社会受益的公共事业，而投资不足反过来通过降低个人的可用资源以及破坏医疗系统影响健康。第三种观点认为心理环境的质量是收入不公平与健康关系的主要作用机理，收入不公平反映了个人与社区之间绝对差异的形式，收入不公平程度的上升降低了社会凝聚力，社会凝聚力的下降必然对整个社会群体的健康不利，富人与穷人差距的加大，势必破坏社会凝聚力。社会凝聚力或社会资本包括居民的相互信任程度、志愿群体关系的形式等，适当的社会资本是公共卫生发展战略的关键。

2.3.3 地区基础设施与健康

各种基础设施服务的获得受到社区的社会经济条件的影响，社会经济条件差的社区在治安维护、消防、卫生等公众服务上会比较缺乏，进而影响居民的健康和安全（Wallace & Wallace, 1990）。医疗和社会服务的可及性和质量在不同经济条件的社区中有所不同。在一些社区甚至没有必备的或高质量的医疗和服务，即使一些居民可以承受医疗设施的费用，但也可能交通的不便阻碍了他们对于医疗设施的获取（Robert, 1999）。

卫生服务的可及性是指提供卫生服务的机构的地理位置和人员、设备、设施条件，它将直接影响人们是否可以利用卫生服务。在发达国家内部及其相互间的健康差异并不源于医疗服务机构数量或质量的差别。但对于我国来说，医疗卫生因素对于我国人口健康水平有着重要作用（明艳，2006）。2001年我国每千人拥有的卫生技术人员数为 3.62 人，城市为 5.12 人，县一级为 2.38 人；2002 年我国每千人拥有医院和卫生院的床位数为 2.32 个，每千农业人口拥有乡镇卫生院床位数为 0.74 个（曾光，

2006)。我国城乡医疗卫生服务设施分布不均、卫生资源配置不合理和城乡差距过大导致了城乡居民健康差距的进一步扩大。1994 年农村孕产妇死亡率和婴儿死亡率分别是城市的 1.9 倍和 2.9 倍,到 2000 年已分别上升到 3 倍和 3.4 倍(王光荣,2004)。

医疗卫生服务是影响健康的重要因素。在我国,由城乡二元经济结构造成的差异导致我国城市地区和农村地区在医疗服务和卫生设施的分配上严重不均。住户与最近的医疗单位之间的距离越近,慢性病患病率越低。饮用自来水比例越高、使用卫生厕所比例越高的地方,慢性病患病率越高。但急性病对于基层、近距离的医疗点的依赖不如慢性病(明艳,2006)。生活在卫生服务资源充足地区的居民更可能得到全面和专业的医疗服务,这有利于控制疾病的发生和维持当地居民的健康状况。尹德挺(2006)利用多层分析法对我国高龄老年人的生活自理能力进行多水平分析也发现,省际区域特征中的医疗因子通过老年人的认知能力和婚姻状况影响高龄老人的生活自理能力。

综合国内外关于地区特征对健康影响的实证研究可以看出,国内和国外的研究都肯定了地区的社会经济特征对死亡率和许多疾病的患病率的影响。国内的研究通常是运用地区的总体指标研究地区特征对地区人口总体健康指标的影响。国外的研究认为,考虑了个人的特征和行为因素后,社区环境仍然会通过各种风险因素对个人健康产生影响。

2.4 相关研究不足之处

从对国内外的相关研究成果和观点的归纳可以看到:个人的社会经济状况对健康具有重要影响,但是对健康的影响机制还存在不同的观点和认识。尤其对我国人口健康的影响因素的实证研究,不管是从方法上还是内容上还存在一定不足。

从研究内容上看，以往的研究从地区层次研究地区社会经济特征对人口健康指标的影响（明艳，2006），而对个人健康影响因素的全国性研究多是针对老年人健康的研究（曾毅，2004）。但是实际上在中年时期人体的健康就表现出了较大的差异（House，1990；2005）。许多社会医学的研究范围较窄，往往集中在某一特定省（区市）居民的某种疾病发病情况的研究上（林涛等，2003；李士雪，吕少丽，2003），没有考虑到不同社会经济发展水平的地区的健康水平不同，影响因素也会不同。

从数据来看，我国以往的全国性健康调查除了北京大学"老年人健康长寿调查"和首都医科大学宣武医院"北京市老龄化多维纵向研究"调查外，大部分健康调查，如中国城乡老年人口状况一次性抽样调查、国家卫生服务调查和中国居民营养与健康状况调查，这些调查所得数据都是横截面数据，因此只能了解某一时点上被调查者的健康水平，难以了解健康状况的动态变化过程及其影响因素。

从研究方法上来看，一些学者利用传统的回归分析法将地区特征作为个人特征进行研究（Li & Zhu，2004），没有区分出个人因素和地区因素是两种不同层次的影响因素，因此在估计结果上很可能有误。另外，传统的回归分析也无法反映出地区因素与个体因素之间的交互作用。

为了弥补以往相关研究的不足，进一步推动我国社会科学领域健康研究的发展，本研究利用中国健康与营养调查（CHNS）数据，通过纵向分析和分层分析的方法，对我国成年人的健康状况及其各种社会因素的影响机制进行深入探讨。

本研究认为，中国成年人的健康状况受到个人社会因素和社区环境因素的共同影响。第一，个人社会经济地位是影响个人健康状况的最主要因素。生活在贫困和较差社会经济环境中的人群更多地暴露于较差的工作环境和卫生条件中，他们具有更差的居住条件和工作环境。社会经济地位较低的人的心理适应能力更差，他们面临更多的精神紧张等心理危险因素，因此他们的健康状况比相对富裕的人群差。第二，个人的生活方式及营养状况也是影响健康的主要因素。健康的生活方式（适量喝酒、不吸烟）有利于保持身体健康，而生活方式受到个人受教育程度和收入的影响。第三，对膳食活动知识的了解对健康有一定的影响。对膳食活动知识的了解有利于个人保持健康的生活方式，从而促进健康。第四，个人的医疗保障情况。医疗保险的拥有情况可以影响个人患病时采取的就医行为，从而影响个人的健康状况。第五，个人的婚姻状况，已婚的成年人在心理上和生活照料上比单身的成年人具有更多的优势，从而有利于保持健康的状态。

从社区层次来看，在同一社区居住的居民在经济条件和文化水平上具有更多的相似性。经济条件好的社区能够提供给人们良好的生活与劳动条件，拥有更加完善的基础设施，如便利的交通和优质的医疗卫生服务。同时，居住在同一社区的人群具有相似的生活方式和文化习俗，这种文化氛围会对健康产生促进或抑制作用。不仅社区的经济水平会影响到个人的健康状况，社区内居民收入分配差距也会通过个人的心理因素影响其健康状态。除了个人因素和社区因素对个人健康的作用外，本研究认为社区因素与个人因素交互影响，社区特征还可能通过个人的社会经济特征影响健康。

第3章 研究思路和方法

3.1 理论框架

个体健康状况是一个多因素综合影响的结果，它受到生物因素、社会因素、心理因素、环境因素等的作用。其中，社会因素对健康的影响至关重要。结合第2章的研究文献以及 House 和 Robert 等学者提出的相关理论，本研究建立了我国成年人健康的社会影响因素的理论框架（见图3-1）。

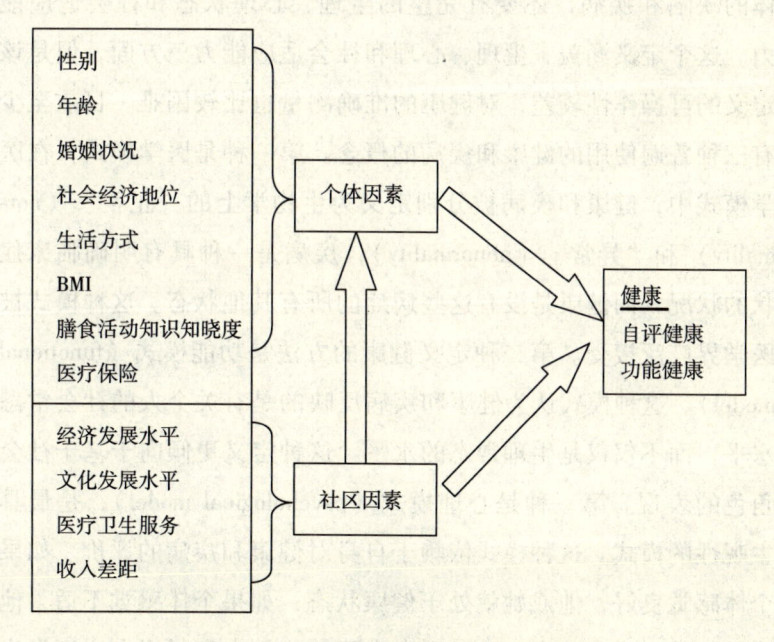

图3-1 成年人健康的社会影响因素

3.2 概念界定

3.2.1 成年人的界定

中国健康与营养调查将成年人定义为 18 周岁以上的所有人口。在本研究中，由于受教育程度是本研究的一个主要解释变量，而 18~20 岁正处于高中和大学的过渡期，为了准确地反映个人受教育程度对成年时期健康的影响，本研究将成年人的界限定为 20 周岁以上。

3.2.2 健康的界定

健康的内涵十分丰富、复杂，关于健康的界定也有很多种。1946 年，世界卫生组织在组织法中对健康的界定是：不但没有身体的缺陷和疾病，还要有完整的生理、心理状态和社会适应能力。这个定义涵盖了生理、心理和社会适应能力三方面，但是该定义的可操作性较差，对健康的准确测量也比较困难。目前至少有三种普遍使用的健康和疾病的概念。第一种是医学模式，在医学模式中，健康和疾病被分别定义为生物学上的"正常"（normality）和"异常"（abnormality），疾病是一种具有明确临床症状的状况，而健康是没有这些病症的所有其他状态。这种模式被医学界广泛接受。第二种定义健康的方法是功能模式（functional model）。这种模式认为健康和疾病反映的是有关个人的社会常态水平，而不仅仅是生理常态的水平。这种定义更倾向于基于社会角色的表现。第三种是心理模式（psychological model），是最具主观性的模式。这种模式依赖于自身对健康和疾病的评价。如果个体感觉良好，他或她就处于健康状态；如果个体感觉不适，他或她就处于疾病状态。这种观点主要关注压力和紧张在疾病发生过程中的重要性，认为许多身体上的疾病是由个体作出的对心理压力的反映。①

为了从多角度反映我国成年人的健康状况，分析影响我国成年人健康的社会因素，本研究采用了以上所述中的两种模式，从心理模式和功能模式分别研究中国成年人的健康状况。

自评健康是被调查者对自己总体健康状况的主观评价，它是一个有效且可靠的反映身体状态的总体测量指标（Davies & Ware, 1981; Mossey & Shapiro, 1982）。它集中体现了急性病和慢性病、致命和非致命的疾病的患病情况，是对自我状态的总体评价。自评健康与其他更"客观"的健康指标（如医生的诊断以及患病和死亡风险）高度相关（Idler & Kasl, 1991; Kaplan, 1987; Mossey & Shapiro, 1982）。那些对自我身体健康状况评价差的人看门诊和住院的频率更高；在控制风险因素、诊断条件和目前的健康状况之后，对自评健康进行测量可以预测患病和死亡情况（Idler & Benyamini, 1997）。

生活自理能力是一个评价健康状况的重要指标，它是评价个人生活质量、躯体健康状况的重要指标。尤其对于中老年人而言，生活自理能力是评价他们健康状况、生活质量及生活独立性的最主要指标。生活自理能力不仅与精神和躯体健康有关，而且还决定着老年人的社会功能（宋新明，1993）。生活自理能力的测定主要包括两个方面：一是日常生活自理能力（ADL, Activities of Daily Living），是老年人生活自理能力的主要反映，可以通过它确定老年人是否需要长期护理；二是工具性日常活动能力（IADL, Instrument Activities of Daily Living），反映了老年人操持家务的能力，是维持社会活动的基础。

---

① 〔美〕路易斯·珀尔、理查德·托马斯：《健康人口学》，陈功等译，北京大学出版社，2005，第57~58页。

3.2.3 社区的界定

"社区（community）是进行一定的社会活动，具有某种互动关系和共同文化维系力的人类群体及其活动区域"，它通常是"以一定地理区域为基础的社会群体"①。社区在结构上是一个地理和政治划分的局部区域，在功能上是由区域内具有认同感与归属感，以及有共同传统文化和习俗的居民组成。一般来说，社区应该包括五个要素：聚居的一群人；一定的生活服务设施；特定的文化背景和生活方式；一定的规章制度和社会结构。按照 CHNS 对社区的定义，社区以成年人所居住的居委会（村）级行政区域为划分标准。对于城市来说，将城市居委会和郊区村作为社区单位；对于县来说，将县城居委会或村作为一个社区单位。因此，本书所指的社区反映的是居民所居住的居委会或村。

3.2.4 个人社会经济地位的界定

社会学研究中的社会经济地位（SES）可以反映个人在一个群体或社会中所处的社会地位，它包含个人的受教育程度、收入水平以及职业声望等内容。本书主要将个人收入和受教育程度作为研究中衡量个人社会经济地位的主要指标。之所以选择这两个指标，主要基于三点考虑。第一，收入和受教育程度是所有成年人都具有的个人社会特征，因此可以利用这两个指标对各个年龄阶段和社会阶层的成年人进行测量和比较，例如失业者或退休的老年人也可以用这两个指标衡量其社会经济地位。第二，虽然职业和财富也是衡量社会经济地位的指标，但是同时考虑到收入和受教育程度后，它们对于解释不同社会阶层之间健康状况的差异

---

① 郑杭生：《社会学概论新修（修订本）》，中国人民大学出版社，1998，第364页。

的作用非常有限（House et al, 2005）。第三，个人的收入和受教育程度可以通过个人努力或政策干预来实现改变，因此采用这两个指标更加具有现实的意义。

3.3 数据

3.3.1 数据来源

本研究采用的数据来源于中国预防医学科学院营养与食品卫生研究所与美国北卡罗来纳大学人口中心合作的项目"中国健康与营养调查"（CHNS）。该项目纵向追踪调查了城乡居民的膳食、营养健康状况，调查涉及经济改革，人口结构变化，居民职业、收入、文化水平，医疗卫生服务等对人们健康状况产生影响的内容项目。该项目于1989年启动，分别于1989、1991、1993、1997、2000和2004年在全国九个省（区）开展了六次跟踪调查。项目采用分层多阶段整群随机抽样的方式，调查地点包括广西、贵州、黑龙江、河南、湖北、湖南、江苏、辽宁、山东。抽样时先将每个省（区）分为城市及县两层，凡省会城市及其他城市定义为城市，其余为县。每省（区）选两个城市和四个县。其中优先选取省会和经济收入一般的地级市，在每个市随机抽取两个市区居委会及两个郊区村。对于所有县，按1989年的经济情况分为高中低三层，在经济水平为上等及下等的层中各抽取一个县，在经济状况中等的层中抽取两个县。然后对抽到的每个县调查四个点，一个是县政府所在地居委会，再随机抽取三个乡，在每个乡各抽取一个村。

在被选取县内随机抽取乡镇和街道作为初级样本单位（PSUs）。1989~1993年共有190个初级样本单位，其中有32个城市居委会、30个郊区村、32个县城居委会、96个村。2000年后，初级样本单位增加到 216 个，包括 36 个城市居委会、36 个郊区村、36 个县城居委会和 108 个村。1989、1991、1993、1997、2000 年的调查分别有被调查户 3795、3616、3441、3875、4403 个。对被调查户中的所有家庭成员进行入户访问，但 1989 年的调查只访问了家庭中 20~45 岁的家庭成员。1989 年调查了 15917 个个人样本单位；1991 年对原样本中的 14778 人进行了入户跟踪访问；1993 年，在原被调查区中选取了新的被调查户，共有个人样本单位 13893 个；1997 年一些原有户不再参加调查，加入了新的被调查户，新的社区代替了不能参加调查的社区，黑龙江省代替了辽宁省，共有个人样本单位 14426 人；在 2000 年加入了新的被调查户、替代户和替代社区，辽宁省又加入了调查地点，共有样本 15648 个。目前，共有大约 4400 个被调查家庭，涉及 16000 个个人样本单位，跟踪程度较高，但是迁到新的社区的家庭未被跟踪。调查内容主要由家庭成员问卷、家庭问卷和社区问卷三部分组成。在 1997 年以后的个人问卷中，增加了成年人自评健康这一项，同时也对 55 岁以上中老年人生活自理能力等内容进行了调查。虽然 1993 年的调查问卷中也涉及了生活自理能力项目的调查，但问卷的调查项目和回答选项都与 1997 年之后有较大差异。为了使各次跟踪调查的数据具有可比性，本文仅利用了 1997 年以后的调查数据来进行本研究的分析。

CHNS 调查涉及的内容非常丰富，其中既包括为各年龄人群设计的不同类型的个人调查问卷，也有专门的家庭问卷以及社区问卷。本研究采用的主要是个人问卷和社区问卷中的数据。个人问卷的内容主要涉及：(1) 人口学背景资料；(2) 工作情况，包括职业和工资，从事家庭和集体农林牧渔业、小手工业和小型家庭商业的劳动时间、收入和成本；(3) 家务和儿童照料，包括家务劳动时间的分配和照料 6 岁及以下儿童的情况；(4) 烟草、酒类等的消费；(5) 目前身体功能，包括体力活动、55 岁以上成年人的日常活动和记忆力测试；（6）卫生服务的使用，内容涉及医疗保险、卫生保健和医疗服务的使用和预防卫生保健；（7）健康情况，包括目前的健康情况和疾病史；（8）膳食活动知识；（9）52岁以下妇女的婚姻和生育情况；（10）体格测量，包括健康调查通行的常规体检项目，以及对残疾的调查。社区调查表的内容包括：（1）社区背景，包括社区的类型、人口、户数、面积等内容；（2）人口统计学信息，包括社区过去三年的人均收入，一些主要职业的工资，劳动力百分比以及各种津贴的投入情况；（3）收视调查；（4）各种商业和文化基础设施的配备情况；（5）医疗保险情况，即该社区拥有的保险类型及开始时间；（6）医疗卫生机构，包括社区居民看病的医疗机构类型、距离和医疗机构的人员、设施配备情况；（7）计划生育；（8）食品和特定生活用品价格。本研究主要利用社区的基本经济文化特征和社区的医疗卫生资料来完成分析。

3.3.2 样本

在表3-1中所提到的样本均为参加过1997年的调查且在当时存活的20岁以上成年人。在1997年的调查中，可利用的成年人样本量为9372人；2000年可利用的有效样本量为8440人；由于一些原有调查对象迁入新社区，本研究可利用的2004年跟踪样本量为6981人。在本文第4章的描述分析和第5章的个人影响因素分析中将运用这6981人的资料来进行分析。

实际上，为了保证调查的延续性，在每次跟踪调查中都加入了新的样本来确保调查样本量的大小符合研究的需求。2004年实际参加调查的20岁以上成年人口为9677人，跟踪人数占调查人数的72%。本书的第6章将运用2004年调查中9677人的个人资料和被调查者所在的社区数据来进行分析。

表 3-1　1997 年和 2004 年健康营养跟踪调查的个人有效样本数

年龄（岁）	1997 年		2004 年	
	样本量（人）	百分比（%）	样本量（人）	百分比（%）
20~29	2304	24.6	1497	21.4
30~39	2092	22.3	1623	23.2
40~49	2146	22.9	1748	25.0
50~59	1336	14.3	1097	15.7
60~69	943	10.1	693	9.9
70+	551	5.9	323	4.6
合　计	9372	100.0	6981	100.0

3.4　测量

3.4.1　健康的测量

自评健康：在调查中通过下列问题来测量成年人的自评健康："与同龄人相比，你觉得自己的健康状况怎么样"，答案选项分为"非常好"、"好"、"一般"、"差"和"不知道"五项。由于回答"不知道"的成年人比例很低，2004 年 20 岁以上成年人中仅有 23 人（占 0.3%）回答"不知道"，因此本研究将这一选项作为缺失处理。在本书的分析中，采用了两种自评健康的划分方法。第 4 章的分析沿用了问卷中的分类，将自评健康分为"非常好"、"好"、"一般"和"差"四类。在第 5 章健康动态分析和第 6 章的分层分析中，本文将回答重新编码，将"非常好"、"好"、"一般"合并为一类，"差"为一类。

日常生活自理能力（ADL）：问卷中对 55 岁以上中老年人日常生活自理能力进行了调查。日常生活自理能力的测量方式采用了修正后的 Katz 量表（Katz, Ford, Moskowitz, Jackson & Jaffe, 1963），测量内容包括：在房间内走动、举或提五千克重的东西、穿衣服、自己梳头、上厕所、自己洗澡、自己吃饭七项基本的日常活动。测量项目全部采用四级测量，回答选项分别为："没有困难"、"有一点困难，但还能够做"、"做时需要帮助"、"完全不能做"。若全部七项日常活动"没有困难"或"有一点困难，但还能够做"，则认为此被调查者生活能够完全自理；若其中一项或多项日常活动"完全不能做"或"做时需要帮助"，则认为此人生活不能完全自理。

工具性日常活动能力（IADL）：问卷中对55岁以上中老年人工具性日常活动能力进行了调查，它包括维持独立生活的一些必要活动，测量内容包括：去商店买东西、自己做饭、乘车去较远地方、管理自己的钱物、打电话。回答选项与日常生活自理能力相同。若全部五项活动都"没有困难"或"有一点困难，但还能够做"，表示工具性日常活动能力为能够完全自理；若一项或一项以上活动"完全不能做"或"做时需要帮助"，则认为工具性日常活动能力为不能完全自理。

在调查中也涉及了是否患有慢性病这一问题，但由于没有涉及患病的种类和发病的时间，因此无法判断被调查者在观测期间的发病情况，无法用来进行本研究的分析。

3.4.2 自变量的测量

根据本书的研究框架，本研究涉及的自变量包括个体变量和社区变量两部分，现对这些变量的测量和分类情况进行说明。

3.4.2.1 个体变量的测量

个体变量包括人口学特征、社会经济地位、生活方式、膳食活动知识知晓度、营养状况、医疗保险。

人口学特征：人口学特征包括年龄、性别、居住地、婚姻状况。居住地分为农村和城市两类。婚姻状况由未婚、在婚、离婚

（或分居）、丧偶四类构成。

社会经济地位：通过受教育程度和个人收入两个指标来测量。收入水平和受教育程度则是所有成年人都具有的特征。由于本文的研究对象为 20 岁以上的所有成年人，在职业的调查中并没有调查老年人退休前的职业，因此很难通过职业来反映所有人的社会经济地位。

收入的测量是调查的重点内容。本研究所指的收入因城镇家庭和农村家庭不同而分别有所不同。城镇家庭的总收入，包括家庭成员得到的工薪收入、经营净收入、财产性收入和转移性收入，不包括出售财物收入和借贷收入。农村住户家庭的纯收入包括家庭和家庭成员当年从各种来源得到的总收入相应的扣除所发生的费用后的收入总和。将家庭收入除以家庭人口数，得到家庭人均收入。本研究采用的收入指标为三分类变量，将计算的家庭人均收入按样本量三等分，收入最低的 1/3 的人为低收入者，收入位于中间的 1/3 者为中等收入者，收入最高的 1/3 者为高收入者。

生活方式：生活方式通过吸烟和喝酒两个指标来测量。吸烟通过被调查者吸烟的时间来衡量，若从不吸烟则吸烟时间为 0。调查中对喝酒者的提问为："去年你曾喝过啤酒、白酒或别的酒吗？"答案选项为：没有、喝过和不知道。问卷同时也调查了喝酒的频率，答案选项为：几乎每天喝、每周 3~4 次、每周 1~2 次、每月 1~2 次、每月不多于一次。结合这两个问题，本研究将喝酒频率这一变量划分为以下三类：没有喝酒、有时喝酒（包括每周 3~4 次、每周 1~2 次、每月 1~2 次、每月不多于一次）、几乎每天喝酒。

体质指数（Body Mass Index，BMI）：本研究采用目前国际通用的体质指数来反映被调查对象的营养情况。体质指数的计算公式是：体重（千克）/身高（米）的平方。BMI 低于 18 为营养不良，BMI 在 18~24 之间为正常，25~28 之间为超重，BMI 高于 28 为肥胖。为了保证统计分析中对样本量大小的要求，本文将 BMI 分为三类，将体质正常和超重两类合并为一类。

膳食活动知识知晓度： CHNS 中包含 12 个测量健康营养知识的问题。在问卷中向被调查者提问是否赞同以下观点，回答选项按赞同程度分为：极不赞同、不赞同、赞同、极赞同。将每个问题的答案重新赋值，分数范围为 1~4，将各个问题所得分值相加，得到最终的健康营养知识的分值。具体问题如下：

1. 吃很多水果和蔬菜的饮食习惯对健康非常有益。
2. 多吃糖对健康有益。
3. 吃不同种类的食物对健康有益。
4. 吃高脂肪的食物对健康有益。
5. 吃大量主食的饮食习惯是不利于健康的。
6. 每天吃很多肉类食品（如鱼、禽肉、鸡蛋、瘦肉）对健康有益。
7. 少吃肥肉和动物脂肪对健康有益。
8. 喝奶和吃乳制品对健康有益。
9. 吃豆及豆制品对健康有益。
10. 体力活动对健康有益。
11. 大运动量的体育锻炼和剧烈的体力活动都不利于健康。
12. 体重越重，就越健康。

3.4.2.2 社区变量的测量

社区变量由社区经济发展水平、文化发展水平、社区内收入分配差距和医疗卫生服务条件四部分组成。社区问卷由社区领导、医务工作者、卫生保健工作者等相关负责人来回答，以确保社区问卷的回答质量。本研究选用的具体的变量包括社区类型、社区的平均收入、社区居民的平均受教育年限、基尼系数、每万人拥有医生数和与医疗机构的平均距离。

社区类型：本调查中调查的社区分为城市点和农村点，城市点包括城市居委会和郊区村两种类型，农村点包括县城居委会和村两类。因此本文将社区类型划分为四类：城市居委会、郊区村、县城居委会和村。

社区的平均收入：由于在调查中仅对村和郊区村的年人均收入进行了询问，没有城市居委会和县城居委会的收入信息，难以分析所有社区的经济特征。鉴于此，本研究采用了该社区内所有被调查家庭户的人均收入的平均值来衡量该社区的经济状况。

社区居民的平均受教育年限：通过社区居民的平均受教育年限来衡量。其计算方法是：计算该社区内所有被调查者受教育年限的平均值。

基尼系数：衡量收入差异状况最重要、最常用的指标是基尼系数。本文采用了这一指标来衡量社区内收入分配差距。其经济含义是：在全部居民收入中，用于进行不平均分配的那部分收入占总收入的百分比。基尼系数的计算方法一般有两种，可以用收入分组数据计算，也可用分户数据计算。本文采用的是分户的人均收入数据，根据个人问卷和家庭问卷中对收入的调查计算每户的平均收入，然后以此计算该社区的基尼系数。

每万人拥有医生数：社区问卷调查了社区内医疗机构的医生数量。每万人拥有的医生数 = 社区医疗机构的医生数量/社区人口数×10000。由于分层模型对数据的要求较高，缺失值会对模型分析造成较大影响。为了保证样本量的大小满足研究的需要，本研究对一些社区医生数缺失的样本单位采用了平均值代替的方法。

与医疗机构的平均距离：与医疗机构的距离是反映医疗卫生服务可及性的重要指标。在社区问卷中向社区卫生保健工作者询问社区居民选择看病的所有医疗机构的距离①。计算所有医疗机构的距离（公里）的平均值，即可得出该社区与医疗机构的平均距离。

3.5 研究方法

本研究主要采用定量分析的方法。在研究个体因素对个人健康水平的影响及其动态变化的影响因素部分，本研究主要采用 logistic 回归分析方法；在社区因素对健康的影响部分中，采用分层模型（HLM，Hierarchical Linear Model）分析方法。所有数据处理和数据分析都是通过 SPSS13.0 和 HLM6.0 完成。

传统的 logistic 回归方法是常用的定量分析方法，在此不再具体说明。采用分层模型来分析个体因素和社区因素对健康的影响，主要出于以下考虑。

CHNS 数据是分层数据，个人嵌套于社区之中。传统的线性模型，如方差分析或回归分析，只能对涉及一层数据的问题进行分析，而不能对分层数据进行综合分析。传统回归分析的基本假设是线性、正态分布、残差独立、等方差。但正态分布和等方差的假设在嵌套数据中往往不能成立，因为同组内的个体比不同组的个体之间更加接近或者相似（张雷等，2005）。如果嵌套数据仅从个人层次进行分析，会忽略嵌套在更高层次因素对个人的影响，因此估计标准误会很小，犯 I 类错误的风险增加（Raudenbush & Bryk，2002）。如果数据仅用因变量的平均值将更高层次的群体作为分析单位，这样将很难把代表个人特征的变量纳入分析模型中，以致损失大量的个人信息。除此之外，还会导致参数的有偏估计甚至错误估计，而分层模型可以克服上述缺点。

---

① 若医疗机构位于本社区内，则医疗机构的距离为 0 公里。

第一,分层模型提供了运用分层数据来开展分析的理论框架。这种框架可以系统地分析不同层次变量对因变量的影响,同时也可以分析不同层次变量对因变量的交互影响。其中常用的一种跨层次交互影响方式是宏观变量如何通过微观层次的变量来影响结果变量。在本研究中,分层模型可以分析社区变量对个人健康结果的独立影响,同时也可以分析社区变量通过个人特征对健康结果的间接影响。

第二,分层模型可以纠正由于聚类而产生对于回归系数的有偏估计。忽略数据的多层结构可能导致回归系数和标准误估计的偏误。群内观测样本之间越相关,越可能导致参数的有偏估计。

第三,分层模型可以正确地估计标准误、置信区间和进行正确的显著性检验。当观测样本嵌套在更高层次的单位时,观测样本是不独立的。这样违背了传统的线性和二分类回归模型样本之间相互独立的最基本假设。标准误的估计并不仅仅是一个统计技术的问题。标准误的大小可以支持或推翻一个重要的结论。比如在教育学的研究中,Bennett(1976)发现,英国小学生可以获益于接受正式的学校教育,这一结论在当时非常有名且影响广泛。直到 Aitkin 等人(1981)的研究发现,一旦运用分层模型考虑到学生的组内效应时,Bennett 结论中教育方式的影响不再显著(Guo et Zhao,2000)。

第四,分层模型中对不同层次随机效应的方差和协方差估计可以分解因变量的方差在不同层次所占的比例。

本书第 6 章利用 2004 年 CHNS 调查数据从个体层次和社区层次进行成年人健康状况的分层模型分析,因此在此主要说明两层线性模型的基本原理。

多层分析模型的基本形式包括三个公式:

$$Y_i = \beta_{0j} + \beta_{1j} + X_{ij} + r_{ij}$$

$$\beta_{0j} = \gamma_{00} + u_{0j}$$
$$\beta_{1j} = \gamma_{10} + u_{1j}$$

其中，下标 i 代表第一层的单位，下标 j 代表第一层的个体所隶属的第二层单位。在本文的分析中，i 代表第 i 个成年人，j 代表第 j 个社区。γ_{00} 和 γ_{10} 分别代表 β_{0j} 和 β_{1j} 的平均值。

r_{ij} 表示层一的随机效应，u_{0j} 和 u_{1j} 分别是层二的随机效应，它们代表第二层单位之间的变异。

对于随机成分，其方差和协方差表述如下：

$$Var(u_{0j}) = \tau_{00}$$
$$Var(u_{1j}) = \tau_{11}$$
$$Cov(u_{0j}, u_{1j}) = \tau_{01}$$

在分层模型中，HLM 采用了三种二层模型的估计方法：一是经典贝叶斯估计（empirical Bayes estimates），可以估计随机变化的层一系数；二是广义最小二乘法（generalized least squares），用来估计层二系数；三是最大似然估计（maximum – likelihood estimates），用来估计方差和协方差成分。在具体分析中，主要会利用到以下几种类型的分层模型。

3.5.1 零模型

零模型是分层模型的最简单形式，它相当于单因素方差分析（one – way ANOVA）。在模型中，不纳入任何个人变量或社区特征变量，回归系数 β_{1j} 固定为 0，模型的基本形式为：

$$Y_{ij} = \beta_{0j} + r_{ij} \quad \text{（层一）}$$
$$\beta_{0j} = \gamma_{00} + u_{oj} \quad \text{（层二）}$$

假设层一的随机效应 r_{ij} 的方差为 σ^2，层二随机效应 u_{0j} 为 τ_{00}。在这个随机效应模型中，因变量的方差为：$Var(Y_{ij}) = Var(u_{ij}$

$+ r_{ij}) = \tau_{00} + \sigma^2$。零模型是进行分层分析的首要步骤，它可以提供因变量在各层之间变异程度的信息。参数 σ^2 代表个体（组内）之间的变异，τ_{00} 代表社区（组间）的变异程度。如果 τ_{00} 显著地不等于 0，则因变量随群而异，需要使用分层模型。与此同时，还可以通过组内相关系数 ρ（intra-class correlation coefficient）计算群特征对因变量的影响大小。

$$\rho = \tau_{00} / (\tau_{00} + \sigma^2)$$

组内相关系数代表了层二的方差占总方差的比例。组内相关系数值越大，说明个人健康结果的总方差中，层二社区方差所占的比例越大。

3.5.2 随机截距模型

在层一模型中加入代表个体特征的自变量，所有斜率的方差固定为 0，模型形式为：

$$Y_{ij} = \beta_{0j} + \beta_{1j}X_{ij} + r_{ij} \quad \text{（层一）}$$
$$\beta_{0j} = \gamma_{00} + \gamma_{01}W_j + u_{0j} \quad \text{（层二）}$$

X_{ij} 是层一的个体自变量，残差 r_{ij} 的方差 σ^2 表示未被层一和层二自变量解释的因变量的变异大小。W_j 代表层二的社区自变量，u_{0j} 的方差 τ_{00} 表示在加入了层二变量后因变量在群间的变异大小。

在随机截距模型中，如果社区因素对因变量具有解释能力，那么随机截距模型中的 τ_{00} 会小于零模型中 τ_{00} 的数值，因为因变量中一部分可解释的变异成分被群体因素所解释。比较两个模型中随机变量的变异值可以计算社区因素对因变量的解释能力，计算公式为：

$$R^2 = \frac{\tau'_{00} - \tau_{00}}{\tau_{00}}$$

R^2 的数值指因变量可以被解释的部分。

3.5.3 完全模型

完全模型在随机截距模型的基础上加入了随机斜率,该模型可以考察各层自变量对因变量分别作用的程度,同时也可以考察层二的群体特征如何通过个体特征对因变量产生影响。具体模型形式为:

$$Y_{ij} = \beta_{0j} + \beta_{1j}X_{ij} + r_{ij} \quad \text{(层一)}$$

$$\beta_{0j} = \gamma_{00} + \gamma_{01}W_j + u_{0j} \quad \text{(层二)}$$

$$\beta_{1j} = \gamma_{10} + \gamma_{11}W_j + u_{1j}$$

如果 u_{0j} 的方差 τ_{00} 和 u_{1j} 的方差 τ_{10} 都等于 0,则因变量的平均水平或个体特征的影响不因群体而异,所有的群间变异都可以通过个体因素解释。如果 τ_{10} 等于 0,但 τ_{00} 不等于 0,那么,虽然截距随群体而异,但个体特征对因变量的影响不因社区而异。如果 τ_{00} 和 τ_{10} 都大于 0,则截距和斜率均因社区而异。

以上分别介绍了分层模型的基本原理和主要的几种模型类型。分层模型除了可以对连续变量进行分析外,还可以处理非连续变量,这类模型叫做多层广义线性模型,也称为含随机效应的广义线性模型(generalized linear model with random effect)。它的基本原理是在第一层通过定义一个非线性转换函数对二项分布模型、计数模型、多分类变量模型进行分析。

由于本研究采用的健康变量为分类变量,因此运用的是分层模型中的多层广义线性模型。在本研究的分层模型中,模型的基本形式为:

$$\log[p_{ij}/(1-p_{ij})] = \beta_0 + \beta_1 x_{ij} \quad \text{(层一)}$$

$$\beta_{0j} = \gamma_{00} + \gamma_{01}W_j + u_{0j} \quad \text{(层二)}$$

$$\beta_{1j} = \gamma_{10} + \gamma_{11}W_j + u_{1j}$$

p_{ij} 为 j 社区中第 i 个成年人健康的概率。u_{0j} 是层二的随机效应。如果不考虑 u_{0j}，上式是一个标准的 logistic 回归模型形式。与分层线性模型一样，u_{0j} 的基本假设为具有零均值和方差为正态分布。

多层广义线性模型的估计方法与多层线性模型的估计方法存在一定差异。由于 p_{ij} 或 p_j 的真实值是未知的，因此在每次迭代时，我们用基于参数当前值的估计值。因为仅仅用到二项分布的均值与方差来进行估计，所以这种估计称为"拟似然法"（quasi-likelihood）。在运用"拟似然法"对模型进行估计时，又区分了"预测性拟似然法"（predictive quasi-likelihood，PQL）和"边际拟似然法"（marginal quasi-likelihood，MQL）。在许多应用中，MQL 方法趋向于低估固定和随机参数的值，尤其是当社区内个体样本量 n_{ij} 较小时。采用二阶近似（second-order approximation）而不是基于泰勒级数与展开第一项的一阶近似，可能提高其精确性（李晓松，1999）。在 HLM 软件中提供了两种估计广义多层模型的方法，一种方法是 penalized quasi-likelihood（PQL）；第二种方法通过拉普拉斯转换运用了六阶近似值到似然估计中，也叫做拉普拉斯-6 方法（Laplace 6）。本研究主要运用了 HLM6.0 中 PQL 方法进行分层分析。

第4章 中国成年人健康水平的个体影响因素

本章主要根据中国健康与营养调查跟踪数据分析个人特征对成年人健康水平的影响，内容由两部分组成。第一部分以基期数据为例描述个人社会经济地位、生活方式等特征与成年人健康水平的相关关系；第二部分利用2004年数据分析个人特征对成年人健康水平的影响，比较各个因素的作用大小和影响机制。

4.1 个体因素与基期健康水平的描述分析

健康是多种因素和条件直接作用和相互影响的结果，其中个体因素是公认的对健康产生影响的最重要因素之一。本文研究的个体因素包括个人的社会经济地位、性别、居住地、生活方式和医疗保障情况等。本节主要分析各种个体特征与自评健康、日常生活自理能力（ADL）和工具性日常活动能力（IADL）之间的关系。

4.1.1 个体因素与自评健康

4.1.1.1 个人社会经济地位与自评健康

个人的社会经济地位一般包括其收入水平、职业地位和受教育水平。虽然各个指标之间有一定相关性，但每个指标可以从不同侧面反映一个人的社会经济地位。本研究所指的社会经济地位由受教育程度和个人年收入两个变量组成。

已往研究指出,受教育程度对个人的健康状况有十分重要的影响(Ross & Wu,1995)。较高的受教育程度不仅代表更高的社会经济地位,还可以通过个人收入、医疗服务和健康行为等因素来影响健康状况。受教育程度代表了一个人获得积极的社会、心理和经济资源的能力。CHNS调查显示,基期受教育程度与自评健康之间的关系在统计上十分显著。随着受教育程度的提高,成年人自评健康状况越好。未上过学成年人自评健康很好的比例为8.9%;高中或中专和大专及以上成年人自评健康很好的比例分别约占18%,大大高于未上过学的成年人。未上过学成年人自评健康差的比例为8.1%,明显高于其他受教育程度成年人(见表4-1)。

表4-1 不同受教育程度成年人的自评健康分布

单位:%

受教育程度	很 好	好	一般	差	合 计
未上过学	8.9	50.2	32.9	8.1	100.0
小学	12.4	61.1	22.2	4.3	100.0
初中	15.3	64.6	18.4	1.8	100.0
高中或中专	18.8	62.3	16.9	1.9	100.0
大专及以上	17.4	59.8	20.2	2.5	100.0
合 计	13.6	59.4	22.9	4.1	100.0

$\chi^2 = 492.751$, df = 12, P = 0.000

表4-2 不同自评健康状况成年人的年收入水平

单位:元

自评健康	平均收入	中位收入	标准误
很好	4005.3	3460.0	82.1
好	3646.9	2970.0	36.3
一般	3608.2	2840.2	58.2
差	3265.3	2737.6	119.8
合 计	3670.5	3014.7	28.2

F = 9.842, df = 3, P = 0.000

收入水平反映了一个人的消费能力、住房条件、营养状况和医疗保健情况。从单因素 ANOVA 分析的结果来看,不同自评健康状态的成年人的年收入差异显著。自评健康状况很好与自评健康状况差者的平均收入差距约为 700 元,自评健康状况差的成年人收入低于自评健康状况很好者约 20% (见表 4-2)。单因素分析的缺陷在于,它无法判断收入对健康的影响是收入本身对健康的影响还是由于其他变量造成的收入与健康之间的虚假相关,因此有必要通过多元分析来进一步考察二者之间的关系。

4.1.1.2 性别与自评健康

性别是反映社会经济地位的一个重要指标,由于女性拥有的社会经济资源有限,她们在获得医疗保险、营养保健及预防性健康服务等方面,与男性相比处于劣势地位。这种不同性别之间利用卫生信息和保健服务方面的差异又对健康产生明显的影响。数据显示,男性自评健康为很好和好的比例高于女性,女性自评健康差的比例 (4.8%) 明显高于男性 (3.7%) (见表 4-3)。

表 4-3　分性别成年人的自评健康分布

单位:%

性　别	很　好	好	一　般	差	合　计
男	14.8	60.1	21.4	3.7	100.0
女	12.2	58.3	24.7	4.8	100.0
合　计	13.5	59.2	23.0	4.3	100.0

$\chi^2 = 33.754$, df = 3, P = 0.000

4.1.1.3 居住地与自评健康

在我国,城乡二元社会经济结构使城市人口和农村人口隔离在不同的社会阶层。农村人口在经济资源、文化资源与组织资源上都较城市人口处于劣势。这种城乡隔离的社会结构导致了城乡人口社会经济地位的差异,由此造成了城乡人口不同的健康结果。结果显示,城市人口比农村人口更加趋于低报自己的健康状况。在城市,成年人自评健康为很好和好的比例低于农村,自评健康一般和差的比例高于农村(见表4-4)。我国城乡之间在经济发展水平、医疗卫生服务等许多方面存在差异,这都可能造成地区之间的健康差异。在第六章的分析中将进一步分析这种地区差异对健康的影响。

表4-4 不同地区成年人的自评健康分布

单位:%

地 区	很 好	好	一 般	差	合 计
城 市	11.3	56.1	28.0	4.6	100.0
农 村	14.7	60.7	20.6	4.0	100.0
合 计	13.5	59.2	23.0	4.3	100.0

$\chi^2 = 82.659$, df = 3, P = 0.000

4.1.1.4 生活方式与自评健康

健康的生活方式是人们根据自己的生活机会中可供挑选的方案所选择的健康相关行为的一些集合模式,而一个人的生活机会由社会经济地位、年龄、性别、种族、民族及其他影响选择生活方式的因素决定。根据这些因素所选择的各种行为将对人们的躯体和心理健康产生正向或负向影响[①]。马克斯·韦伯在论述健康生活方式时指出,生活方式是以选择为基础的,但是这些选择取决于个体实现它们的可能性,而这种可能性又取决于这个人的社会经济环境。同时,虽然特定的生活方式是特定的社会经济群体的特点,但是有些生活方式依然会超越社会阶层的界限,影响整个社会[②]。良好的生活习惯和健康行为有利于保持身体的健康。

[①] 〔美〕威廉·科克汉姆:《医学社会学》,杨辉等译,华夏出版社,2000,第84页。
[②] 〔美〕威廉·科克汉姆:《医学社会学》,杨辉等译,华夏出版社,2000,第87页。

吸烟、喝酒是目前公认的会对健康结果造成影响的两个关键因素。通过单因素分析发现,吸烟时间越长,自评健康状况越差。自评健康为差的成年人平均吸烟时间为7年,自评健康为很好的成年人平均吸烟时间为6.1年(见表4-5)。

表4-5 不同自评健康状况成年人的吸烟时间比较

自评健康	平均吸烟时间(年)	样本量(人)	标准误
差	7.0	644	0.6
一般	7.3	3016	0.3
好	6.9	4043	0.2
很好	6.1	1240	0.3
合计	6.9	8943	0.1

$F = 2.469$, $df = 3$, $P = 0.06$

长期过量饮酒是造成心血管疾病如心肌病、心律失常、冠心病、高血压的主要原因。文献资料表明,适量饮酒(每日不超过3~4个标准杯)可以减少心脏病的发生,但是每日饮酒在5个标准杯以上明显会增加患心血管疾病的概率(李冰等,2003)。从数据结果来看,过去一年的喝酒频率与自评健康之间的关系在统计上显著。从未喝酒者健康状况差的比例在所有人群中最高(占5.2%),其次为几乎每天喝酒者(占3.5%),有时喝酒的成年人自评健康差的比例最低(占2.2%)(见表4-6)。

表4-6 不同喝酒频率成年人的自评健康分布

单位:%

喝酒频率	很好	好	一般	差	合计
从未喝	12.8	58.1	24.0	5.2	100.0
有时喝	14.9	61.7	21.1	2.2	100.0
几乎每天喝	15.4	59.1	22.0	3.5	100.0
合计	13.6	59.1	23.0	4.2	100.0

$\chi^2 = 60.678$, $df = 6$, $P = 0.000$

4.1.1.5 医疗保险与自评健康

医疗保险会影响个人对医疗卫生服务的利用。CHNS 中的医疗保险包括公费医疗、商业保险、合作医疗、统筹医疗等各种类型的保险形式。结果显示,有医疗保险的成年人的健康状况好于没有医疗保险的成年人,二者之间的差异在统计上显著(见表 4-7)。

表 4-7 是否有医疗保险与自评健康之间的关系

单位:%

医疗保险	很好	好	一般	差	合计
无	13.0	59.1	23.4	4.5	100.0
有	15.2	59.5	21.9	3.4	100.0
合计	13.5	59.2	23.0	4.2	100.0

$\chi^2 = 14.621$, $df = 3$, $P = 0.002$

4.1.1.6 体质指数(BMI)与自评健康

BMI 是反映成年人营养状况的常用指标。BMI 低于 18 则表示营养不良,BMI 高于 28 则认为是肥胖。据估算,我国现有超重和肥胖者共 2.8 亿人,其中超重者为 2.15 亿人,肥胖者为 6500 万人;成年人超重和肥胖者为 2.6 亿人,其中超重者为 2 亿人,肥胖者为 6000 万人。肥胖是高血压、糖尿病、血脂异常、冠心病、心肌梗死、脑卒中、乳腺癌等多种疾病发生的主要危险因素,被世界卫生组织认定为影响健康的第五大危险因素(武阳丰等,2005)。调查结果显示,肥胖者自评健康差的比例为 6.2%,高于体质正常者(4.0%)。

随着我国人民生活水平的提高,营养膳食结构和生活方式的转变促使了我国肥胖率的上升以及随之而来各种慢性病的发生,但同时也要看到,营养不良仍然是危害我国人口健康的主要因素。营养不良的成年人自评健康差的比例为 10.8%（见表 4-8），明显高于体质正常者和肥胖者，而自评健康很好的比例却低于其他两类人群。医学研究发现，在热能—蛋白质不足，即食不果腹的情况下，就会出现不同程度的营养不良状况，带来相应的抵抗能力降低、传染病易感染、罹慢性病等疾病和死亡率增高的后果。营养状况与社会经济发展密切相关（曾光，2006）。营养不良在经济不发达地区或贫困地区尤为突出。由于我国经济发展不平衡，各地的经济发展水平差异和膳食结构差异导致了营养不良和肥胖共存，二者同时危害着我国居民的健康。

表 4-8 不同体质情况成年人的自评健康分布

单位:%

BMI	很好	好	一般	差	合计
营养不良	7.0	54.3	27.9	10.8	100.0
正 常	14.0	59.1	23.0	4.0	100.0
肥 胖	14.3	56.5	23.1	6.2	100.0
合 计	13.7	58.7	23.2	4.4	100.0

$\chi^2 = 62.428$, df = 6, P = 0.000

4.1.1.7 膳食活动知识知晓度与自评健康

CHNS 于 2004 年的调查收集了成年人对膳食活动知识的知晓情况数据。对膳食活动知识的了解有助于了解健康的生活方式和开展自我保健。由于 1997 年并没有调查这一情况，因此此处用 2004 年的数据分析成年人对营养知识的知晓程度与健康之间的关系。结果显示，对膳食活动知识知晓度越高，自评健康越好。不同自评健康状况成年人的膳食活动知识知晓度差异在统计上十分显著。通过多重比较（Post Hoc）检验发现，尽管各种自评健康状况成年人的膳食活动知识知晓度分数差距较小，但各个类别之间的分数差异在统计上都是显著的（P<0.01）（见表 4-9）。

表4-9 不同自评健康状况成年人的膳食活动知识知晓度分值

自评健康	平均值	标准误	最小值	最大值
很好	44.4	0.1	26	57
好	44.0	0.1	24	57
一般	43.4	0.1	25	56
差	42.6	0.2	24	54
合 计	43.8	0.0	24	57

$F = 53.320$, $df = 3$, $P = 0.000$

4.1.2 个体因素与中老年人生活自理能力

生活自理能力包括日常生活自理能力（ADL）和工具性日常活动能力（IADL）两方面内容。按照本研究的界定，ADL 和 IADL 均为二分类变量。若任意一项活动不能自理则认为是 ADL 或 IADL 为"不能完全自理"，各项活动都能够自理则认为该成年人 ADL 或 IADL 为"能够完全自理"。

4.1.2.1 个人社会经济地位与生活自理能力

由于 55 岁以上人口中接受大专及以上教育的样本量很少（占 2.2%），因此，为了保证统计上的显著性，在分析中老年人 ADL 和 IADL 时，将高中和大专合并为一类。与个人自评健康和受教育程度之间的关系相似，受教育程度越高，ADL 为能够完全自理的中老年人比例越高，不能完全自理的比例越低。未上过学的中老年人生活不能完全自理的比例高达 17.1%，明显高于上过高中及以上的中老年人（6.1%）。未上过学的中老年人 IADL 为不能完全自理的比例（3.5%）高于其他文化程度的中老年人，初中文化程度中老年人 IADL 为不能完全自理的比例最低（0.5%）（见表 4-10）。

ADL 和 IADL 为能够完全自理的中老年人的年收入水平明显高于不能完全自理的中老年人，但二者的差异在统计上并不显著。有研究指出，收入与健康的关系并不是简单的线性关系，在低于某一收入点时,收入增加会有利于改善健康状况,但是过了这一临界值,收入的增加对健康的改善并无显著作用(Singer & Ryff, 2001),因此在后文的多元回归分析中,本研究将收入作为分类变量来处理,考察不同收入水平的人群的健康差异。

表4-10　不同受教育程度中老年人的生活自理能力情况

单位:%

受教育	ADL			IADL		
程度	能完全自理	不能完全自理	合计	能完全自理	不能完全自理	合计
未上过学	82.9	17.1	100.0	96.5	3.5	100.0
小　　学	87.2	12.8	100.0	98.4	1.6	100.0
初　　中	92.2	7.8	100.0	99.5	0.5	100.0
高中及以上	93.9	6.1	100.0	98.4	1.6	100.0
合　　计	85.5	14.5	100.0	97.3	2.7	100.0

ADL: $\chi^2 = 26.279$, df = 3, P = 0.000

IADL: $\chi^2 = 9.826$, df = 3, P = 0.020

表4-11　不同生活自理能力中老年人的年收入水平

单位:元

收　入	ADL		IADL	
	能完全自理	不能完全自理	能完全自理	不能完全自理
平均收入	3597.6	3480.5	3576.2	3196.7
中位收入	2872.0	2900.0	2883.8	2431.7
均值标准误	62.8	150.9	56.9	277.7

ADL: $F = 0.532$, df = 1, P = 0.466

IADL: $F = 0.532$, df = 1, P = 0.231

4.1.2.2　性别与生活自理能力

性别是一种先赋地位(ascribed status),先赋地位的差异会影响个人的后致地位(achieved status),进而导致健康状况的差异。尽管女性的平均预期寿命比男性长,但各国的研究都表明,女性的患病率高于男性。调查显示,我国中老年男性和女性在ADL上差异较大,女性ADL为不能完全自理的比例大大高于男性。近20%的中老年女性的日常生活自理能力为不能完全自理,男性仅有

11.3%为不能完全自理。女性 IADL 为不能完全自理的比例为 3.9%,略高于男性 (2.5%)(见表4-12)。有许多研究对男性和女性之间的患病差异和死亡差异进行解释,有研究认为,女性对生理疾病和精神疾病的病症都更敏感,而她们也更愿意对已知的症状采取措施,这在相应的数据中的表现就是女性高于男性。另外也有一些研究发现男性和女性在报告最初症状方面没有差异(Pol & Thomas, 2005)。不管女性较高的患病率的原因主要是社会和心理方面的因素,还是身体方面的因素,女性更易于显示出疾病和残疾状况,因此女性引起的生产力的丧失更多。

表4-12 分性别中老年人的生活自理能力情况

单位:%

性别	ADL			IADL		
	能完全自理	不能完全自理	合计	能完全自理	不能完全自理	合计
男性	88.7	11.3	100.0	97.5	2.5	100.0
女性	80.7	19.3	100.0	96.1	3.9	100.0
合计	84.4	15.6	100.0	96.8	3.2	100.0

ADL: $\chi^2 = 26.861$, $df = 1$, $P = 0.000$
IADL: $\chi^2 = 3.700$, $df = 1$, $P = 0.054$

4.1.2.3 居住地与生活自理能力

很多研究表明,我国农村老年人比城镇老年人具有更好的日常生活活动能力(曾毅等,2004)。调查结果显示,乡村中老年人 ADL 和 IADL 为不能完全自理的比例都稍低于城市地区,但卡方检验的结果显示,二者之间的关系在统计上不显著。城乡之间的差异与以往研究结果不同是由我们在定义城乡时所采取的不同分类方法造成的。CHNS 调查中的城市点包括城市居委会和城市周围的郊区村,农村点包括县城居委会和村。郊区村居民在生活方式上与农村居民具有相似性,而县城居民在生活方式上又具有城市的一些特点。我们会在第6章详细分析这种地区之间的健康差异。

表 4−13　不同地区中老年人的生活自理能力情况

单位:%

地区	ADL			IADL		
	能完全自理	不能完全自理	合计	能完全自理	不能完全自理	合计
城市	83.8	16.2	100.0	96.4	3.6	100.0
农村	84.8	15.2	100.0	97.0	3.0	100.0
合计	84.4	15.6	100.0	96.8	3.2	100.0

ADL: $\chi^2 = 0.402$, df = 1, P = 0.526

IADL: $\chi^2 = 0.573$, df = 1, P = 0.449

4.1.2.4　个人生活方式与生活自理能力

中老年人生活自理能力与喝酒频率之间的关系在统计上显著。虽然在自评健康与喝酒之间的相关关系的分析中发现，有时喝酒是有利于自评健康的。但从生活自理能力与喝酒之间的关系可以看出，随着喝酒频率的增加，日常生活能够完全自理和工具性日常活动能力健全的成年人比例越高（见表 4−14）。

表 4−14　不同喝酒频率中老年人的生活自理能力情况

单位:%

喝酒频率	ADL			IADL		
	能完全自理	不能完全自理	合计	能完全自理	不能完全自理	合计
从未	82.0	18.0	100.0	95.9	4.1	100.0
有时喝	89.6	10.4	100.0	98.8	1.2	100.0
几乎每天喝	92.7	7.3	100.0	99.6	0.4	100.0
合计	84.6	15.4	100.0	96.9	3.1	100.0

ADL: $\chi^2 = 28.676$, df = 2, P = 0.000

IADL: $\chi^2 = 17.378$, df = 2, P = 0.000

烟草使用对所有恶性肿瘤、呼吸系统疾病，包括慢性阻塞性肺疾患和肺结核，以及脑血管意外及冠心病等都有很大的影响（曾光，2006）。而我们的研究结果显示，ADL 和 IADL 为不能完全自理的中老年人平均吸烟的时间明显短于能够完全自理的中老年人(见表4-15)。此处似乎难以解释二者之间的关系。由于吸烟时间受到个人年龄的影响,因此单因素分析的结果很难反映二者之间的因果关系是否如此,有必要进一步通过多元分析来证明二者之间存在因果关系。

表4-15 不同生活自理能力中老年人的吸烟时间

生活能否 完全自理	ADL			IADL		
	平均吸烟时间 (年)	样本量	标准误	平均吸烟时间 (年)	样本量	标准误
能完全自理	10.5	1763	17.8	9.9	2146	17.6
不能完全自理	6.3	331	16.2	7.0	73	17.8
合 计	9.8	2094	17.6	9.8	2219	17.6

ADL: $F=15.896$, $df=1$, $P=0.000$
IADL: $F=1.941$, $df=1$, $P=0.164$

4.1.2.5 医疗保险与生活自理能力

医疗保险的享有状况可以影响人们的就医行为,从而对健康状况产生影响。数据表明,有无医疗保险和生活自理能力的双变量分析结果在统计上显著。没有医疗保险的中老年人 ADL 为不能完全自理的比例为 17%,高于有医疗保险的中老年人近 5 个百分点。没有医疗保险的中老年人 IADL 为不能完全自理的比例为 3.6%,略高于有医疗保险的中老年人(2.2%)。

表4-16 是否有医疗保险与中老年人生活自理能力之间的关系

单位:%

是 否 有医保	ADL			IADL		
	能完全自理	不能完全自理	合计	能完全自理	不能完全自理	合计
否	83.0	17.0	100.0	96.4	3.6	100.0
是	87.8	12.2	100.0	97.8	2.2	100.0
合 计	84.4	15.6	100.0	96.8	3.2	100.0

ADL: $\chi^2=8.091$, $df=1$, $P=0.004$
IADL: $\chi^2=3.113$, $df=1$, $P=0.078$

4.1.2.6 体质指数 (BMI) 与生活自理能力

营养不良的中老年人 ADL 和 IADL 为不能完全自理的比例在所有人群中最高，明显高于正常和肥胖的中老年人。近 1/4 营养不良的中老年人 ADL 为不能完全自理，而正常者和肥胖者 ADL 为不能完全自理的比例分别为 13.5% 和 15.3%。从 IADL 情况来看，营养不良的中老年人有 6.9% 为不能完全自理，明显高于体质正常和肥胖的中老年人。肥胖者与正常者相比，肥胖者 ADL 为不能完全自理的比例高于体质正常者，IADL 为不能完全自理的比例略低于正常者（见表 4-17）。

表 4-17 不同体质状况中老年人的生活自理能力情况

单位：%

体质指数	ADL			IADL		
	能完全自理	不能完全自理	合计	能完全自理	不能完全自理	合计
营养不良	75.3	24.7	100.0	93.1	6.9	100.0
正　　常	86.5	13.5	100.0	97.7	2.3	100.0
肥　　胖	84.7	15.3	100.0	98.3	1.7	100.0
合　　计	85.4	14.6	100.0	97.3	2.7	100.0

ADL：$\chi^2 = 15.301$, df = 2, P = 0.000
IADL：$\chi^2 = 13.418$, df = 2, P = 0.001

4.1.2.7 膳食活动知识知晓度与生活自理能力

尽管自评健康水平不同的成年人对膳食活动知识的知晓度差异较小，但是对于中老年人而言，不同生活自理能力的中老年人对膳食活动知识的知晓度差异较大。单因素 ANOVA 的分析结果显示，ADL 和膳食活动知识知晓度之间的关系在统计上显著。ADL 为能够完全自理者的平均分数高于不能完全自理者 1.5 分。不同 IADL 之间的平均分数差异更大，IADL 为能够完全自理的中老年人的膳食活动知识知晓度分数高于不能完全自理者 3.5 分。

表 4-18　不同生活自理能力中老年人的膳食活动知识知晓度分值

膳食活动	ADL		IADL	
知识知晓度	能完全自理	不能完全自理	能完全自理	不能完全自理
平均分数	43.5	42.0	43.4	39.9
标 准 误	0.1	0.2	0.1	0.5
最 小 值	25.0	24.0	24.0	36.0
最 大 值	56.0	53.0	56.0	50.0

ADL：F = 56.960，df = 1，P = 0.000
IADL：F = 56.852，df = 1，P = 0.000

4.2　自评健康的个体影响因素分析

虽然各种个人特征与健康之间有不同程度的相关关系，但各变量之间本身存在着相互关联。受教育程度高的成年人可能更具有健康的生活方式，对膳食活动知识的知晓度也较高，城市比农村人口更可能享有医疗保险。各种因素交互在一起对健康产生影响。而单因素分析无法反映出各个自变量独立的影响程度和方向，因此必须在控制其他影响变量的条件下，研究各变量与健康之间的关系。

在本章以下的内容中，我们对健康的三个维度分别进行分析，考察个体因素对自评健康、ADL 和 IADL 的影响以及各自变量之间可能存在的相互作用。

自评健康分为"很好"、"好"、"一般"和"差"四个类别，因此本节采用了适用于因变量为序次变量的 Ordinal logistic 回归分析方法。我们可以观察 Ordinal 回归模型中各变量的相对风险比来判断各个自变量对自评健康的作用大小和方向。

为了更好地了解个体因素对自评健康的影响以及个体因素之间可能存在的相互影响，我们采取了逐步回归的方法（见表 4-19）。首先加入基本的人口学变量（模型 1）；第二步加入受教育程度变量（模型 2）；第三步加入收入变量（模型 3）；第四步加入生活方式变量（模型4）；第五步加入个人的 BMI 和膳食活动知识知晓度变量（模型5），考察个人体质和对膳食活动知识的了解对健康的影响；第六步加入医疗变量（模型6）。

表4-19 2004年成年人自评健康的个体影响因素分析结果

自变量	模型1	模型2	模型3	模型4	模型5	模型6
年龄	0.96***	0.96***	0.96***	0.96***	0.96**	0.96***
男性（女性=0）	1.42***	1.32***	1.34***	1.20**	1.21**	1.21***
无配偶（有配偶=0）	0.88*	0.92	0.93	0.94	0.97	0.97
城市（农村=0）	0.91*	0.86*	0.81***	0.77***	0.77***	0.77***
大专及以上（未上过学=0）		1.53***	1.24*	1.34**	1.27*	1.25*
高中或中专（未上过学=0）		1.59***	1.40***	1.48***	1.44***	1.43***
初中（未上过学=0）		1.46***	1.38***	1.46***	1.40***	1.40***
小学（未上过学=0）		1.15*	1.11	1.18*	1.16*	1.16*
年收入高于7000元（低于3000元=0）			1.51***	1.51***	1.39***	1.37***
年收入3000~7000元（低于3000元=0）			1.26***	1.26***	1.22***	1.21***
从不喝酒（有时喝酒=0）				0.92	0.91	0.92
几乎每天喝酒（有时喝酒=0）				1.48***	1.41***	1.41***
吸烟时间				1.00	1.00	1.00
营养不良（体质正常=0）					0.64***	0.65***
肥胖（体质正常=0）					0.99	0.99
膳食活动知识知晓度					1.03***	1.03***
无医疗保险（有医疗保险=0）						0.95

注：* $P<0.05$；** $P<0.01$；*** $P<0.001$；括号内是参照组。N=9666，最终模型：卡方值=1130.343，$P=0.000$，Nagelkerke $R^2=0.139$。

在模型1中加入了反映个人基本特征的年龄、性别、婚姻状况、居住地变量。在控制了其他自变量后，年龄越大，自评健康状况越差；男性自评健康比女性好；已婚对自评健康有积极的影响；居住在城市的成年人比农村居民更趋向于自报更差的健康状况，这与交互表的分析结果一致。

模型2中加入了个人的受教育程度变量。分析结果显示，受教育程度对自评健康的影响在统计上显著。受教育程度越高，成年人的自评健康状况越好。大专及以上成年人的自评健康好的发生比是未上过学成年人的1.53倍；高中或中专文化程度的成年人自评健康好的发生比是未上过学者的1.59倍。这表明大专及以上成年人的自评健康状况比高中或中专文化程度的更差一些，这也与单因素分析的结果一致。

在模型3中加入了个人年平均收入变量。研究发现，在控制了其他自变量后，收入的高低对自评健康具有显著影响。收入越高的成年人具有更好的自评健康水平。与模型2相比，受教育程度的影响程度有所减小，但仍然非常显著。可见，受教育程度和收入虽然具有相关性，但是这两个指标可以从不同侧面反映一个成年人在社会阶层中的地位。收入反映了一个人的消费能力和住房条件；受教育程度代表了一个人获取积极的社会、心理和经济资源的能力（威廉·科克汉姆，2000），不仅受教育程度对自评健康有显著影响，而且个人的收入高有利于提高健康水平。

模型4在前一模型的基础上加入了反映个人生活方式的变量。尽管在单因素分析中显示有时喝酒的成年人的自评健康状况最好，但回归分析结果显示，在控制了其他自变量后，几乎每天喝酒的成年人自评健康状况比适量喝酒的成年人自评健康状况更好。除此之外，尽管在单因素分析中显示吸烟时间长的成年人自评健康状况更差，但在回归分析中，吸烟对自评健康的影响在统计上不显著。由于喝酒频率这一指标反映的是过去一年的生活习惯，而喝酒对健康的影响要经过较长的时间才可能反映出来，因此二者表现出来的关系有可能反映的是健康对喝酒频率的影响，而非喝酒频率对健康的影响。也就是说，自评健康状况更好的成年人可能更纵容自己不良的生活方式。值得一提的是，在加入了生活方式变量后，受教育程度对自评健康的影响程度加大，表明生活方式并没有解释不同受教育程度成年人的自评健康差异。受教育程度高的成年人比受教育程度低的成年人更不具有健康的生活方式，这种受教育程度与生活方式之间的关系削弱了受教育程度对健康的促进作用。

模型 5 加入了个人的体质指数和对膳食活动知识的知晓度变量。数据显示，在控制了其他自变量后，营养不良的成年人的自评健康状况更差。营养不良者自评健康好的发生比是体质正常者的 0.64 倍。肥胖对自评健康无显著影响。控制了其他变量后，对膳食活动知识了解得更多，自评健康状况越好。一般认为，个人的膳食活动知识知晓度受到个人受教育程度的影响。受教育程度越高，更了解科学的健康营养知识。我们的研究也证实了这一点，大专及以上文化程度的成年人的知晓度分数为 45.8，远高于其他受教育程度的成年人，各类受教育程度之间的知晓度分数差异在统计上显著。尽管如此，在控制了受教育程度后，膳食活动知识知晓度的分数越高，个人的健康状况越好。这表明对膳食活动知识的了解程度并不完全受到个人受教育程度的影响。对膳食活动知识的了解对健康具有独立的促进作用。

模型 6 中加入了是否有医疗保险这一变量。尽管在单因素分析中表现出无医疗保险的成年人自评健康状况比有医疗保险者自评健康状况更差，但回归分析结果显示，是否有医疗保险对健康的影响在统计上不显著，医疗保险对健康的影响实际上反映的是不同社会经济地位人群在拥有医疗保险上的差异。

4.3 不同年龄段成年人的健康影响因素分析

在前一节的分析中，我们考察了各种个人特征对成年人自评健康的影响。研究已表明，随着年龄的上升，个人的自评健康水平下降。由于本研究涉及的成年人的年龄范围较广，涵盖了青年、中年和老年阶段，不同年龄段成年人的健康平均水平是不同的，其影响因素也可能有差异。House（2005）等人的研究认为，对不同年龄段的成年人而言，个人的社会经济地位对健康的影响程度是不同的。成年初期健康差异小，随着年龄的增长，不同社会经济地位的人的健康差异逐渐增大，到了高龄期这种差异开始缩小。我国许多对高龄老人的研究也表明，受教育程度并非是影响高龄老人健康状况的显著因素（顾大男、曾毅，2004；曾毅，2004）。

本节内容主要分析个体因素对不同年龄段成年人健康的影响，比较不同年龄段成年人的健康影响因素差异。

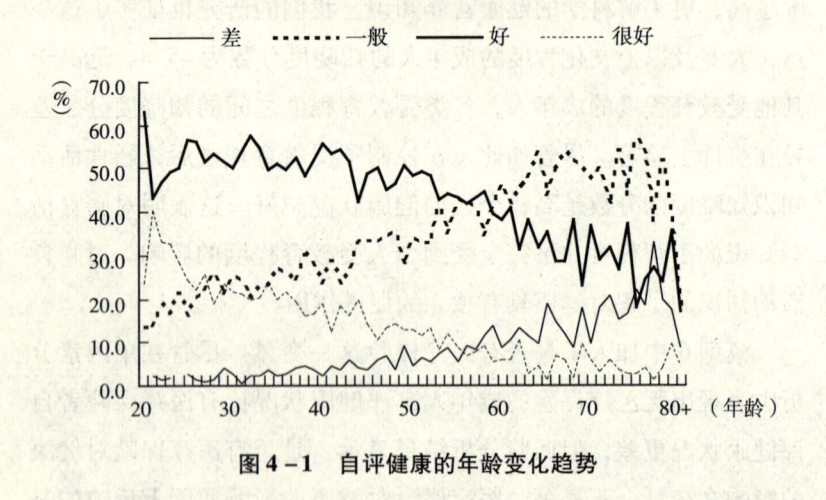

图 4-1 自评健康的年龄变化趋势

图 4-1 显示，随着年龄的增长，自评健康为"很好"和"好"的比例不断下降，自评健康为"一般"和"差"的比例不

断上升。在青年阶段，成年人的健康变化幅度较小，20~39岁成年人自评健康为"差"的比例不到5%。到了中年以后，自评健康为"差"的比例开始逐渐上升，40~55岁的成年人自评健康为"差"的比例基本在5%~10%之间。到了55岁以后，自评健康为"差"的成年人明显增多，此年龄段各个年龄自评健康为"差"的比例基本都高于10%。根据这种健康变化的年龄趋势，我们将成年人分为三个年龄段：青年阶段（20~39岁）、中年阶段（40~55岁）、中老年阶段（55岁以上），研究三个不同年龄段的成年人的健康水平及其影响因素（见表4-20）。

表4-20 不同年龄段成年人的健康影响因素分析结果

自变量	20~39岁		40~55岁		55岁以上	
	发生比率	显著度	发生比率	显著度	发生比率	显著度
年龄	0.957	0.000	0.961	0.000	0.982	0.001
吸烟时间	0.994	0.477	0.995	0.246	0.998	0.532
膳食活动知识知晓度	1.030	0.007	1.030	0.004	1.041	0.000
男性（女性=0）	1.184	0.100	1.288	0.018	1.236	0.035
无配偶（有配偶=0）	0.967	0.756	0.776	0.071	1.003	0.972
城市（农村=0）	0.674	0.000	0.639	0.000	1.076	0.389
大专及以上（未上过学=0）	1.560	0.065	1.207	0.334	1.539	0.038
高中或中专（未上过学=0）	2.199	0.000	1.225	0.096	1.344	0.044
初中（未上过学=0）	2.153	0.000	1.181	0.135	1.346	0.014
小学（未上过学=0）	1.756	0.006	1.079	0.533	1.172	0.107
年收入高于7000元（低于3000元=0）	1.548	0.000	1.278	0.012	1.350	0.005
年收入3000~7000元（低于3000元=0）	1.262	0.011	1.306	0.002	1.054	0.565
营养不良（体质正常=0）	0.611	0.006	0.744	0.224	0.672	0.011

续表

自变量	20~39岁		40~55岁		55岁以上	
	发生比率	显著度	发生比率	显著度	发生比率	显著度
肥胖（体质正常=0）	1.401	0.018	0.800	0.054	1.000	0.998
从不喝酒（有时喝酒=0）	1.088	0.416	0.904	0.332	0.670	0.001
几乎每天喝酒（有时喝酒=0）	1.470	0.043	1.505	0.001	1.106	0.486
无医疗保险（有医疗保险=0）	0.917	0.374	0.916	0.310	1.070	0.469
卡方值	138.177***		145.769***		171.869***	
Nagelkerke R^2	0.052		0.054		0.071	
N	2573		3469		3134	

注：*** $P<0.001$。

对于20~39岁的青年人来说，居住地、受教育程度、收入、体质状况（营养不良和肥胖）和喝酒频率对自评健康具有显著影响。对40~55岁的中年人来说，性别、婚姻、居住地、受教育程度（高中）、收入、体质状况（肥胖）对自评健康具有显著影响。对55岁以上中老年人而言，性别、受教育程度、高收入、体质状况（营养不良）对自评健康的影响显著。

比较三个年龄段的健康状况可以看出，在青年时期，男性和女性之间的健康状况差异并不明显，到了中年以后，性别之间的差异才开始变得显著。居住地对青年和中年人的自评健康水平具有显著影响。居住在城市的青年和中年人的自评健康状况比农村地区差。但居住地对55岁以上中老年人的自评健康的影响不显著。从受教育程度的影响来看，受教育程度的高低对青年人和55岁以上中老年人的自评健康影响很显著。随着受教育程度的提高，成年人自评健康的概率也随之升高。从收入的影响来看，对于20~39岁和40~55岁的成年人来说，各收入水平之间的健康差异显著；对于55岁以上成年人而言，收入高于7000元与收入低于3000元的群体之间健康差异显著，但收入为3000～7000元与收入低于3000元的成年人之间的健康差异不显著。

从体质对个人健康的影响来看，营养不良是影响青年人和中老年人健康的重要因素。肥胖的青年人的自评健康状况好于体质正常的青年人。但体质肥胖的中年人的自评健康状况差于体质正常者。

从喝酒频率对成年人健康的影响可以看出，从不喝酒的中老年人自评健康状况更差，而几乎每天喝酒的青年人和中年人的自评健康状况比适量喝酒的成年人更好。这一现象也更好地说明了健康与喝酒频率之间的关系更多地可能表现为健康对生活习惯的影响。也就是说，对于身体功能状态较为完好的青年和中年人，他们较少受到疾病的困扰，因此不会特别关注自己的生活方式是否会影响自己的健康。而对于身体功能已经随着年龄的增长逐渐衰退的中老年人而言，他们的自我保健意识比年轻人更强，他们可能会选择不喝酒来保持自己的健康状态。此外，从医疗的影响来看，是否有医疗保险对各年龄段成年人的健康都没有显著影响。

4.4 日常生活自理能力（ADL）的个体影响因素分析

与自评健康回归模型类似，我们建立了日常生活自理能力的影响因素回归模型（见表4-21）。由于ADL是二分类变量，因此采用了传统的logistic回归分析方法，因变量的参照类为ADL为能够完全自理。

表 4-21　2004 年中老年人 ADL 个体影响因素分析结果（不能完全自理 =1）

自变量	模型 1	模型 2	模型 3	模型 4	模型 5	模型 6
年龄	1.165***	1.166***	1.139***	1.160***	1.162***	1.161***
男性（女性=0）	0.453***	0.435***	0.433***	0.505**	0.466**	0.457**
无配偶（有配偶=0）	1.162	1.164	1.137	1.255	1.144	1.133
城市（农村=0）	0.712*	0.752*	0.820	0.802	0.749	0.731
高中及以上（未上过学=0）		0.635	0.866	0.689	0.755	0.699
初中（未上过学=0）		1.020	0.933	1.089	1.079	1.059
小学（未上过学=0）		1.132	0.852	1.059	1.101	1.108
年收入高于 7000 元（低于 3000 元=0）			0.681+	0.684+	0.723	0.661+
年收入 3000~7000 元（低于 3000 元=0）			0.880	0.896	0.880	0.856
从不喝酒（有时喝酒=0）				3.557***	2.999**	2.941**
几乎每天喝（有时喝酒=0）				2.264*	1.688	1.652
吸烟时间				0.294	1.006	1.006
营养不良（体质正常=0）					2.146**	2.121**
肥胖（体质正常=0）					1.799*	1.785*
膳食活动知识知晓度					0.992	0.987
医疗保险（无医疗保险=0）						0.718

注：+ $P<0.10$；* $P<0.05$；** $P<0.01$；*** $P<0.001$；括号内是参照组。最终模型：卡方值 =341.393，$P=0.000$，$N=1813$。

模型 1 中加入了反映个人基本特征的自变量。男性不能完全自理的概率低于女性。随着年龄的增长，中老年人生活不能完全自理的概率上升。居住地对 ADL 影响显著，居住在城市的中老年人 ADL 为不能完全自理的概率低于农村中老年人。虽然一些研究指出，我国农村高龄老年人的生活自理能力比城市高龄老年人更好（曾毅等，2004；王德文，2004），但从我们的数据分析来看，对于 55 岁以上的中老年人来说，考虑到其他影响因素后，城市的中老年人健康状况比农村更好，这与城市地区优质的医疗条件和更高的经济发展水平不无关系。

模型 2 中加入了受教育程度这一自变量，回归分析结果显示，受教育程度对 ADL 的水平影响不显著。二者在单因素分析中反映出的关系并没有在回归分析中体现出来。进一步分析发现，这种情况是由于受教育程度与健康之间的关系在男性和女性之间表现得不同造成的（见图 4-2）。对于男性而言，随着受教育程度的提高，ADL 残障发生比例逐渐降低；对于女性而言，残障发生比例并没有随受教育程度的提高呈单调递减。未上过学的女性 ADL 残障发生比例最高（26%），其次为高中及以上女性（13.1%），初中文化程度的女性 ADL 残障发生比例最低。正是因为受教育程度对男性和女性 ADL 的作用方向不同，由此才导致了回归分析中受教育程度对健康的影响并不显著。这也表明，收入与 ADL 并不是简单的线性关系，只有当收入达到较高的水平后，才会影响个人的 ADL 水平。

模型 3 在前一模型的基础上加入了个人年收入变量。结果表明，在控制了其他变量后，个人年收入高于 7000 元的中老年人日常生活不能完全自理的发生比是收入低于 3000 元者的 0.681 倍（$P<0.10$），年收入在 3000~7000 元之间的中老年人与年收入低于 3000 元的中老年人的生活自理能力差异不显著。

模型 4 加入了反映个人生活方式的两个变量：吸烟时间和喝酒频率。研究表明，吸烟时间对日常生活自理能力的水平没有显著影响。在单因素分析中，几乎每天喝酒的成年人 ADL 为能完全自理的比例最高，但回归分析结果显示，在控制其他变量后，从不喝酒的中老年人和几乎每天喝酒的中老年人的日常

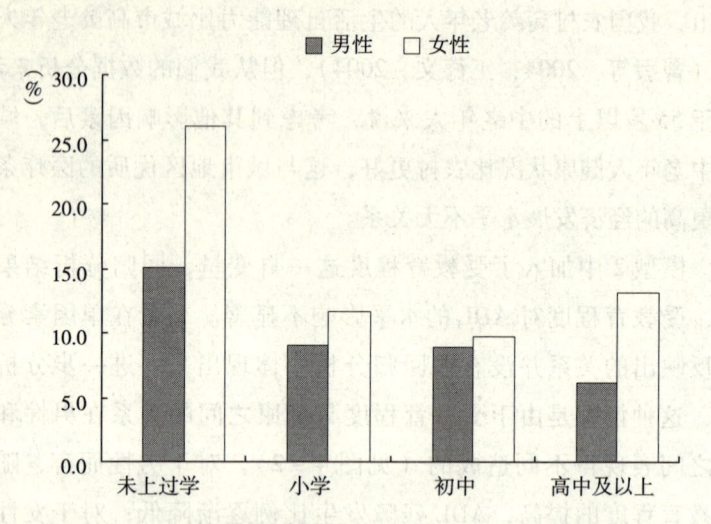

图 4-2 不同受教育程度的男性和女性 ADL 残障发生比例

生活不能完全自理的概率都高于适量喝酒者。本文的研究证实了适量喝酒对健康有益的观点。

模型 5 加入了个人的体质状况以及个人对膳食活动知识的知晓度变量。个人的体质状况对日常生活自理能力有明显的影响。控制了其他因素后,营养不良的中老年人日常生活不能完全自理的发生比是体质正常者的 2.146 倍,肥胖者不能完全自理的发生比是体质正常者的 1.799 倍。营养不良的主要原因是经济相对落后,另外,膳食中热能供给情况、父母受教育程度、母乳喂养情况和食品安全性也会对其产生很大影响。另一方面,随着生活条件的改善,我国人口肥胖率增长很快,2002 年 18 岁以上人群的肥胖率比 1992 年上升了 97.2%(王陇德,2005)。与超重和肥胖相关的慢性病也发展迅速。与 20 年前相比,超重及肥胖人口增加了 3 倍,高血压及糖尿病的患病率增加了 5 倍,肿瘤的死亡率增加了 1/3。我国面临着营养不良和营养过剩问题的双重挑战。

从中老年人膳食活动知识知晓度对 ADL 的影响来看,尽管在单因素分析中具有不同日常生活自理能力的成年人在膳食活动知识了解度上有差异，但回归结果显示，在控制了其他自变量后，膳食活动知识知晓度对日常生活自理能力的影响不显著。

模型 6 考虑到了个人参加医疗保险状况对 ADL 的影响。结果表明，是否有医疗保险对中老年人的日常生活自理能力影响不显著。二者之间在单因素分析中表现出来的关系实际上反映的是其他各自变量对 ADL 的影响。

4.5 工具性日常活动能力（IADL）的个体影响因素分析

与 ADL 的分析方法一样，对工具性日常活动能力的影响因素分析采用了二分类的 logistic 回归方法，因变量的参照类 IADL 为能够完全自理。表 4-22 显示了 IADL 的个体影响因素的 logistic 回归分析结果。

表 4-22 2004 年中老年人 IADL 个体影响因素分析结果（不能完全自理 =1）

自变量	模型 1	模型 2	模型 3	模型 4	模型 5	模型 6
年龄	1.151 ***	1.140 ***	1.139 ***	1.132 ***	1.129 ***	1.128 ***
男性（女性 =0）	0.441 ***	0.593 ***	0.577 ***	0.606 **	0.665 *	0.640 *
无配偶（有配偶 =0）	1.356 *	1.239	1.202	1.251	1.226	1.232
城市（农村 =0）	0.468 ***	0.542 ***	0.615 **	0.592 **	0.570 ***	0.540 ***
高中及以上（未上过学 =0）		0.241 ***	0.299 ***	0.282 ***	0.311 **	0.271 ***
初中（未上过学 =0）		0.444 ***	0.493 **	0.488 **	0.454 **	0.439 **
小学（未上过学 =0）		0.477 **	0.493 **	0.442 ***	0.429 ***	0.428 ***
年收入高于 7000 元（低于 3000 元 =0）			0.596 **	0.609 **	0.646 *	0.534 **
年收入 3000~7000 元（低于 3000 元 =0）			0.827	0.861	0.837	0.794

续表

自变量	模型1	模型2	模型3	模型4	模型5	模型6
从不喝酒（适量喝酒=0）				1.456+	1.483+	1.456
几乎每天喝（适量喝酒=0）				0.862	0.724	0.696
吸烟时间				1.006	1.006	1.006
营养不良（体质正常=0）					1.954**	1.961**
肥胖（体质正常=0）					1.415	1.37
膳食活动知识知晓度					0.964*	0.955
医疗保险（无医疗保险=0）						0.532

注：* $P<0.05$；** $P<0.01$；*** $P<0.001$；括号内是参照组。最终模型：卡方值=447.755，$P=0.000$。

研究表明，年龄、性别对中老年人 IADL 水平具有显著影响，这与 ADL 模型的结果表现一致。男性中老年人 IADL 为不能完全自理的概率低于女性中老年人。居住地对 IADL 具有显著的影响。在控制了其他自变量后，居住在城市的中老年人 IADL 为不能完全自理的概率低于居住在农村的中老年人。受教育程度越高，IADL 为能够完全自理的概率越高。高中及以上中老年人 IADL 为不能完全自理的发生比是未上过学者的 0.241 倍，初中和小学学历的中老年人 IADL 为不能完全自理的发生比分别是未上过学者的 0.444 倍和 0.477 倍。由于 IADL 更多地需要一些脑力活动，因此它显著地受到受教育程度的影响。

模型 3 中加入了个人年收入这一变量。结果表明，在控制了其他变量后，收入高（高于 7000 元）的中老年人 IADL 的状况好于收入低的中老年人（低于 3000 元），且在统计上显著。收入中等（3000~7000 元）和收入低的中老年人在 IADL 能力上无显著差异。这也与收入对 55 岁以上成年人的自评健康和 ADL 的影响一致。只有当收入达到了某一水平后才能提高个人的健康水平。

在加入了个人生活方式变量后，分析结果显示，吸烟时间对健康的影响不显著。尽管在单因素分析中出现了吸烟时间越长的中老年人能完全自理的比例越高这一难以解释的现象，但回归分析证实了二者之间的因果关系并不显著。

回归分析结果表明，从不喝酒的中老年人 IADL 为不能完全自理的概率高于适量喝酒者，这也可能是由于那些身体状况较差的中老年人戒酒造成的二者之间的这种关系。模型 4 中受教育程度的相对风险比有所减小，说明在控制了生活方式后，不同受教育程度中老年人之间的 IADL 差异增加，生活方式并没有解释受教育程度对 IADL 的影响。这一结论与以往的研究结论不一致。大多数研究认为，健康的生活方式受到个人社会经济地位的影响，社会经济地位高的人具有更健康的生活方式（Wray et al, 2005）。我们的研究表明，健康的生活方式并不是社会经济地位高的人群所独有的，一些社会经济地位不高的成年人比那些社会经济地位高的人具有更健康的生活方式。国外一些研究也表明，合理饮食、体育锻炼、饮酒和吸烟等行为方式是一些社会群体的共同点，不管其阶层地位如何（Ross & Bird, 1994）。

在控制了其他影响因素后，膳食活动知识知晓度越高，中老年人 IADL 为不能完全自理的概率越低。一般认为，膳食活动知识的了解程度受到个人受教育程度的影响。在调查中，大专及以上文化程度的成年人平均膳食活动知识了解度分数为 45.8，未上过学的成年人了解度分数仅为 42.4。尽管受教育程度与膳食活动知识了解度之间显示出了很强的相关关系，但回归分析结果表明，个人对膳食活动知识的了解并不完全受到个人受教育程度的影响。对健康的饮食和生活方式的知晓程度高有利于保持良好的 IADL。

在控制了其他自变量后，营养不良的中老年人 IADL 为不能完全自理的概率高于体质正常的中老年人。这一结论与自评健康和 ADL 的回归分析结果一致。体质为肥胖对中老年人的 IADL 水平并没有表现出显著的影响。

与 ADL 回归模型相似,是否享有医疗保险对 IADL 的影响在统计上不显著。二者之间的相关关系实际上反映的是其他自变量对 IADL 的影响。

4.6 小结

本章的分析表明,个人的社会经济地位、生活方式、营养状况、对膳食活动知识的知晓度对个人健康具有不同程度的影响。本文采用的健康指标既有反映个人总体健康评价的自评健康,也有反映个人功能状况的生活自理能力,有助于从不同维度分析健康的影响因素。

个人社会经济地位: 受教育程度作为反映社会经济地位的重要变量,对自评健康和工具性日常活动能力具有显著影响。受教育程度越高的成年人的自评健康状况越好,但大专及以上文化程度的成年人健康状况比高中文化程度的成年人更差一些。这也可能是由于大专及以上成年人对健康的要求比低学历成年人更高,因此可能会趋向于低报自己的健康状况。随着受教育程度的提高,成年人 IADL 的状况越好。受教育程度可以通过多种途径影响健康状况。首先,受教育程度越高,越有助于人们形成健康的生活方式,从而保持健康的状态。其次,个人受教育程度越高,其工作环境越为优越,居住质量也更好,而遭遇经济困难的可能性也较小。从社会心理角度来看,受教育程度越高的成年人的个人控制能力越强,具有越多的社会支持。

在控制了其他因素后,高收入有利于保持成年人自评健康的良好状态。收入对自评健康、ADL 和 IADL 都具有不同程度的影响。尽管受教育程度高与收入具有很强的相关性,但收入还对健康产生独立的影响。收入和受教育程度反映的是个人社会经济地位的不同侧面，收入更多体现的是个人的经济承受能力和消费力。对于中青年人而言，不同收入阶层的人群的健康差异非常显著，但对于 55 岁以上的中老年人而言，收入与健康的关系并不是线性的关系。中等收入者与低收入者之间的健康差异不显著。只有收入达到一个较高的水平后，才会促进中老年人的自评健康和生活自理能力的改善。

性别：青年时期的男性和女性的健康差异不太明显，到了 40 岁以后，这种性别差异开始变得明显。对于中老年人而言，男性的自评健康、ADL 和 IADL 都好于女性。2000 年我国女性的平均预期寿命已经达到了 73.3 岁，比男性高近 4 岁。但从我们的分析可以看出，女性更多的时间是在不健康的状态下度过的，因此如何提高女性的生存质量是社会亟需关注的问题。

居住地：居住地对不同健康指标存在方向不一致的影响。城市中老年人的 ADL 和 IADL 比农村更好。在城市具有更好的医疗环境和社会经济环境，这些有利的社会经济环境因素会对个人健康状况产生积极的影响。但居住在城市的居民自评健康状况比农村地区差，这可能是由于城市居民对健康的关注程度及对健康的要求更高，而农村居民对健康的关注程度和要求不如城市居民高。从不同年龄段的自评健康状况来看，居住地对 55 岁以下成年人的健康具有显著影响，而对中老年人的自评健康状况影响不显著。本书将在第 6 章中进一步分析地区环境特征对健康的影响作用。

生活方式：生活方式对不同健康维度表现出了不同的效应。几乎每天喝酒的成年人自评健康状况更好。出现这一结果的原因可能跟变量的选择有很大关系。CHNS 对喝酒情况的调查仅反映了调查前一年的喝酒情况，身体条件好的成年人可能会更不关注自己的生活方式对健康的不利影响，因此他们过量饮酒的可能性也较高。分年龄段的自评健康状况也证实了这一观点。对于青年人和中年人来说，几乎每天喝酒的成年人自评健康状况为好的可能性高于适量喝酒者；对于中老年人来说，从不喝酒的人自评健康状况差的概率更高。从中老年人生活自理能力的水平来看，过去一年从不喝酒的中老年人生活自理能力和自评健康状况更差。生活自理能力较差的老年人更可能选择不喝酒，从而维持身体的健康状态。因此，二者的关系更多地体现的是健康状况对喝酒行为的影响。从吸烟对健康的影响来看，尽管吸烟时间越长，健康状况越差，但它对三个维度的健康水平影响并不显著。

体质状况： 个人体质是影响成年人健康水平的重要因素。营养不良对三项健康指标都有显著影响。营养不良的成年人自评健康状况较正常体质的成年人更差，ADL 和 IADL 为能完全自理的概率也更低。营养不良与贫困、不安全用水、腹泻患病率、来自动物性食物供应比密切相关（曾光，2006）。在我国，随着经济发展的加快和人民生活水平的提高，温饱问题已经得到解决，但营养不良仍然危害着人民的健康。不仅营养不良对健康产生危害，肥胖对基本的生活自理能力具有显著影响。肥胖者生活不能完全自理的概率高于体质正常者。膳食结构失衡、生活的长期静态化和体力活动不足，以致热能摄入大于消耗，导致了超重和肥胖。肥胖又是一些主要的慢性病，如高血压、代谢综合征、糖尿病、冠心病等病发生的危险因素（曾光，2006）。随着我国营养方式的转变，肥胖的危害会体现得更加明显，这需要引起更多的重视。

膳食活动知识了解度对自评健康和工具性日常活动能力具有显著影响。对膳食活动知识的了解有助于保持良好的健康状态。对膳食活动知识的了解并不等同于个人受教育程度对健康的影响，膳食活动知识了解度对健康有独立的解释作用。

医疗保险： 在各个健康的影响因素模型中，是否有医疗保险对健康没有显著影响。医疗保险与个人的社会经济地位密切相关，总体而言，受教育程度高的人群具有更高的职业地位，而在我国目前的经济体制下，职业是决定个人是否享有医疗保险的重要因素。城乡分割的二元体制也导致了农村人口和城市人口在医疗保险享有上的差异。因此医疗保险在单因素分析中对健康的影响可能反映的是个人社会经济地位对健康的作用。

年龄：年龄一直是影响健康的主要因素。个体因素对自评健康的影响在各年龄段基本表现出了一致性。尤其是受教育程度对健康的影响在各个年龄段都很稳定。

本章仅从个体角度分析了健康的社会影响因素，实际上，个体的健康水平不仅受到个体因素的作用，环境因素也非常重要。许多个体因素是环境因素产生的结果，有的环境因素又完全反映的是个人特征的平均水平，因此应综合分析个体因素和环境因素的作用，同时区分个体因素和环境因素各自的作用。从现实的角度来看，研究社会环境因素对健康的影响更利于实施政策干预，提高全民健康素质，实现健康公平。在第6章，本文将社区因素对健康的影响纳入研究框架中，并将本章的研究结果与采用分层模型分析的研究结果相比较。

第5章 中国成年人健康动态变化的影响因素

通过前一章的分析，我们已经对个体因素和个人健康水平（自评健康、日常生活自理能力、工具性日常活动能力）的关系有了初步的了解。个体特征对健康的影响不仅体现在对健康水平的影响上，它也可以影响成年人健康的变化速度。理解健康的动态变化机制可以更好地实施干预从而延缓健康状况下降的发生。

以往对健康的研究往往是基于一次性调查数据，很难了解个人的特征与健康动态变化之间的关系。目前利用跟踪数据进行我国人口健康动态变化的研究主要有：李强（2002）对中国高龄老人自评幸福度与健康长寿的关系研究，顾大男（2004）对高龄老人个人社会经济特征与生活自理能力动态变化的研究，以及尹德挺（2006）对高龄老人生活自理能力影响因素的研究。这些研究都是利用北京大学"中国高龄老人健康长寿调查"数据对我国高龄老人进行的分析。高龄老人本身是一个特殊的群体，存活到高龄的老年人具有很强的死亡选择性，他们在个人社会经济、生活方式等特征上与一般的人群有较大差异。对高龄老人的健康发挥作用的机制很难推断到其他年龄的人口。为了更好地反映中国成年人健康动态变化的影响因素，本章利用CHNS数据中1997年和2004年两次调查中的个人数据，研究同时参加了这两次跟踪调查的成年人的健康动态变化情况及其影响因素。

在 CHNS 调查中，参加 1997 年基期调查的成年人有 9983 人。由于一些家庭迁到了新社区，因此未能进行跟踪。2004 年共有 7161 人（75.4%）接受跟踪调查，1997～2004 年间报告死亡人数 368 人。剔除在健康状态上缺失的样本，本章所使用的最终样本量为 6094 人。本文比较了失访样本和接受跟踪调查样本在各个变量上的差异。比较结果发现，尽管失访的样本量较多，但是失访样本与研究采用的样本在性别、年龄、受教育程度、收入、自评健康状况等变量上的分布差异较小，因此可以认为，失访的样本并不会对本研究的结果造成本质性的影响。

按照本研究的分析框架，本章分别对不同维度的健康指标变化过程进行分析，考察个体因素及各种个体特征的改变对健康动态变化的影响。

5.1 个体因素与健康动态变化的描述分析

在前一章的分析中，自评健康按健康水平的好坏程度划分为"很好"、"好"、"一般"和"差"四类。成年人对健康的自我评价标准容易受到个人社会经济特征的影响，不同社会经济地位的成年人对自我健康的期望和标准存在一定差异。为了比较准确地反映健康状况变化的影响因素，在一定程度上减少个人社会经济特征对健康自评的影响，在此将自评健康状况为"很好"、"好"、"一般"三类合并为"健康"一类，自评"差"的划为"不健康"一类。按照这一分类，健康状态的变化包括从"健康"到"不健康"的转换和从"不健康"恢复到"健康"。

在同时参加了 1997 年和 2004 年两次调查的成年人中，88% 的成年人一直保持健康状态，6.8% 的成年人由"健康"变为"不健康"状态。基期健康状态为不健康的样本量较小，因此在观测期内恢复健康和一直不健康的人数比例非常低。为了保证统计上的有效性，本章仅分析1997年自评健康状况为"健康"的成年人的健康变化过程。因此，我们分析的自评健康动态变化有两种结果，即一直保持健康和健康状况下降。

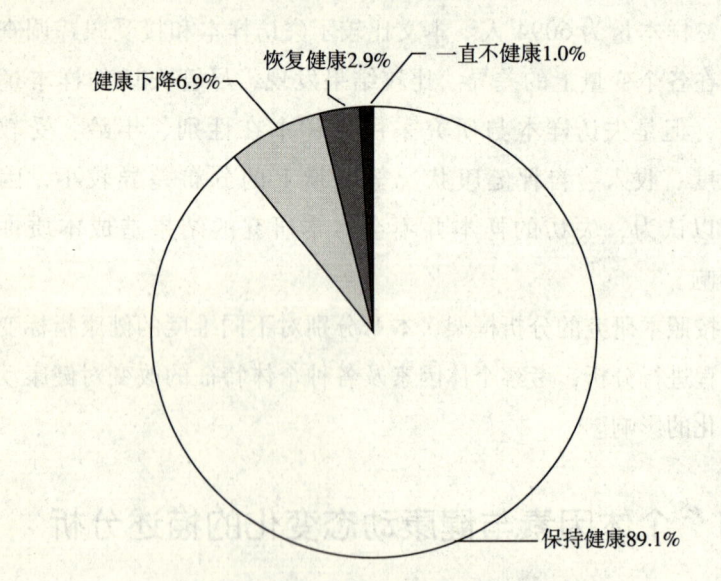

图 5-1　成年人的自评健康动态变化分布

5.1.1　个人特征与自评健康变化

5.1.1.1　受教育程度与自评健康变化

受教育程度不仅与某一时点上的健康状况相关，它也与健康的动态变化联系密切。受教育程度与成年人的自评健康状况变化之间有显著的关系（$P<0.01$）。在观测的7年时间内，成年人的受教育程度越高，自评健康状况下降的比例越低。未上过学的成年人自评健康状况变差的比例最高，为12.7%，而大专及以上成年人自评健康状况下降的比例仅为1.7%。

表 5-1　不同受教育程度成年人的自评健康变化分布

单位:%

受教育程度	保持健康	健康下降	合　计
未上过学	87.3	12.7	100.0
小　　学	93.1	6.9	100.0
初　　中	96.4	3.6	100.0
高中或中专	96.0	4.0	100.0
大专及以上	98.3	1.7	100.0
合　　计	92.8	7.2	100.0

$\chi^2 = 133.407$, df = 4, P = 0.000

5.1.1.2　收入水平及变动与自评健康变化

收入是反映个人社会经济地位的另一主要指标。为了反映不同时期收入变化对健康动态变化的影响，本章采用的各收入指标都按照各年物价指数的变动调整到了 1989 年第一次 CHNS 调查时的水平，以确保各时期的收入具有可比性，可以反映个人收入的真实变动情况。调查结果显示，个人年收入水平与自评健康变化之间的相关关系在统计上显著（$P < 0.01$）。个人年收入越高，自评健康状况下降的比例越低。个人年收入低于 1000 元的成年人自评健康下降的比例为 8%，年收入在 1000~2000 元之间的成年人自评健康下降的比例为 7.7%，年收入高于 2000 元的成年人自评健康下降的比例仅为 5.5%。

表 5-2　不同年收入成年人的自评健康变化分布

单位:%

个人年收入 （调整到 1989 年水平）	保持健康	健康下降	合　计
低于 1000 元	92.0	8.0	100.0
1000~2000 元	92.3	7.7	100.0
高于 2000 元	94.5	5.5	100.0
合　　计	92.8	7.2	100.0

$\chi^2 = 9.626$, df = 2, P = 0.006

不仅成年人基期的收入水平与其自评健康变化密切相关，在观测期内收入变动的趋势也与自评健康的变化具有显著的相关关系。在观测期内，67.6%的成年人的收入有不同程度的提高，说明在7年的时间里，被访者的生活条件有了很大改善。从收入变化情况与成年人自评健康变化的关系来看，在观测期内，收入降低和收入增加额在500元以内的成年人自评健康下降的比例最高，都为9%。其次为收入增加500~2000元的成年人，自评健康下降的比例为6.8%，在观测期内收入增加了2000元以上的成年人自评健康下降的比例仅为4.1%。随着年龄的增长，衰老和健康状况下降是一个不可避免的生理变化过程。在这个过程中，收入的增加有利于延缓健康状况下降的进程。

表5–3　不同收入变化情况的成年人自评健康变化分布

单位：%

收入变化 （调整到1989年水平）	保持健康	健康下降	合　计
收入降低	91.0	9.0	100.0
增加0~500元	91.0	9.0	100.0
增加500~2000元	93.2	6.8	100.0
增加2000元以上	95.9	4.1	100.0
合　计	92.7	7.3	100.0

$\chi^2 = 32.113$, df = 3, P = 0.000

5.1.1.3　居住地与自评健康变化

尽管前一章的分析表明农村成年人的自评健康状况好于城市成年人，但从不同地区成年人的自评健康动态变化来看，城市和农村地区成年人的健康变化差异很小，乡村成年人自评健康下降的比例基本与城市成年人一致。

表 5-4　不同地区成年人的自评健康变化分布

单位:%

居住地	保持健康	健康下降	合　计
城　市	92.8	7.2	100.0
农　村	92.8	7.2	100.0
合　计	92.8	7.2	100.0

$\chi^2 = 0.009$, df = 1, P = 0.925

5.1.1.4　性别与自评健康变化

前一章我们已证明了男性的自评健康水平好于女性，尤其是对于中年人和老年人而言，性别之间的健康差异十分显著。不仅如此，男性和女性的健康变化过程也有显著差异。调查表明，在观测期内成年女性健康下降的比例为 8.2%，明显高于成年男性 (6.2%)。尽管由于生理上的原因，女性的平均预期寿命高于男性，但不管是从健康水平还是健康下降的概率来看，女性的健康状况都比男性差。因此，女性成年人的健康状况值得关注。

表 5-5　分性别成年人的自评健康变化分布

单位:%

性　别	保持健康	健康下降	合　计
男　性	93.8	6.2	100.0
女　性	91.8	8.2	100.0
合　计	92.8	7.2	100.0

$\chi^2 = 8.914$, df = 1, P = 0.003

5.1.1.5　生活方式与自评健康变化

CHNS 调查问卷中收集了成年人在过去一年内的喝酒情况。本研究假设个人的喝酒频率在观测期间保持不变，以此分析喝酒习惯对健康动态变化的影响。调查显示，喝酒频率与健康变化之间的关系在统计上显著。有时喝酒的成年人保持健康的比例最高,该人群自评健康下降的比例为 5.2%,过去一年从未喝酒者自评健康下降的比例为 8.2%,在被调查人群中最高;几乎每天喝酒者自评健康下降的比例为 7.1%,高于有时喝酒的成年人。

表 5-6 不同喝酒频率成年人的自评健康变化分布

单位:%

喝酒频率	保持健康	健康下降	合计
从不喝	91.8	8.2	100.0
几乎每天喝	92.9	7.1	100.0
有时喝	94.8	5.2	100.0
合计	92.8	7.2	100.0

$\chi^2 = 14.774$, df = 2, P = 0.001

尽管前一章的分析表明吸烟并不影响某一时点的健康水平,但它可能对健康的变化产生影响。虽然不同吸烟状态的成年人的健康动态变化分布差异很小,但是我们认为,吸烟对健康具有长期的潜在影响。调查显示,吸烟时间与自评健康变化之间存在显著相关关系。在观测期内自评健康状况下降的成年人的平均吸烟时间为 8.6 年,大大高于保持健康者(6.3 年)。本文将在后面的回归分析中进一步分析吸烟时间对自评健康变化的影响,考察吸烟时间对自评健康的影响是否反映的仅是年龄效应还是二者之间确实存在因果关系。

表 5-7 不同自评健康变化成年人的吸烟时间

健康变化	平均时间(年)	样本量(人)	标准误
保持健康	6.3	5127	0.2
健康下降	8.6	396	0.8
合计	6.4	5523	0.2

F = 14.868, df = 1, P = 0.000

5.1.1.6 婚姻状况变化与自评健康变化

婚姻对健康的保护作用在很多研究中得到了证实(曾毅,2004)。婚姻状况的变化对个人健康的影响也同样重要。霍尔姆斯和拉赫的社会再适应评定量表中列出了一些生活事件对个人生活损害数量的水平,其中配偶死亡、离婚和分居是权重最高的三个生活事件。不愉快的生活事件容易让人产生紧张情绪,各种紧张事件在一个人生活中的积累最终会产生一种紧张后效应(科克汉姆,2000)。从我们的分析结果来看,婚姻状况的变化与自评健康变化具有很强的相关关系。一直无配偶的成年人自评健康下降的比例最高(14.9%),其次为从有配偶到无配偶的成年人(10.1%),从无配偶转为有配偶的成年人自评健康状况下降的比例最低。

表 5-8 不同婚姻状况变化成年人的自评健康变化分布

单位:%

婚姻状况变化	保持健康	健康下降	合 计
一直无配偶	85.1	14.9	100.0
有配偶到无配偶	89.9	10.1	100.0
无配偶到有配偶	94.7	5.3	100.0
一直有配偶	93.5	6.5	100.0
合 计	92.7	7.3	100.0

$\chi^2 = 45.048$, $df = 3$, $P = 0.000$

5.1.1.7 体质指数变化与自评健康变化

体质指数(BMI)反映了个人的营养状况。在观测期内,5.4%的成年人的体质从正常和超重转为肥胖,2.8%成年人从体质正常转为营养不良,一直营养不良、一直肥胖和一直正常的成年人分别占1.6%、3.3%和82.9%。从超重转为正常的占1.8%,从营养不良转为体质正常的占2.1%。

单因素分析表明，体质指数的变化与个人的自评健康变化显著相关。体质一直营养不良的成年人的自评健康下降比例最高（19.2%），其次为从正常变为营养不良的成年人（15.3%）。较为意外的是从肥胖转为体质正常的成年人自评健康下降的比例高达12.9%，从正常转为肥胖的成年人自评健康下降的比例为6.9%。这与个人对健康的认识不足以及自评健康这一指标本身的主观性有关。肥胖产生的原因与个人能量的摄入和生活方式密切相关。随着我国人民生活水平的提高，肥胖人口的增加已成为一种必然的趋势，而许多人却把生活条件的改善和饮食习惯改变导致的体重超重、肥胖当成是一种健康的表现，没有意识到其危害，尤其是对于身体机能较好的中青年人来说更是如此。

表5-9 不同体质状况成年人的自评健康变化分布

单位:%

个人体质指数变化	保持健康	健康下降	合 计
从正常到肥胖	93.1	6.9	100.0
从正常到营养不良	84.7	15.3	100.0
一直营养不良	80.8	19.2	100.0
一直肥胖	93.8	6.2	100.0
从肥胖到正常	87.1	12.9	100.0
从营养不良到正常	95.8	4.2	100.0
一直正常	93.4	6.6	100.0
合 计	92.9	7.1	100.0

$\chi^2 = 37.162$, df = 6, P = 0.000

5.1.1.8 医疗保险与自评健康变化

在我国，是否拥有医疗保险与个人所属的单位性质及其户口性质紧密相关。国有企业、政府部门和城市的集体企业等单位享有多种形式的医疗保险、公费医疗等医疗保障；而在我国广大农村地区，居民的医疗方式仍然以自费为主。我们假设居民的医疗保险享有情况在观测期内保持不变，以此分析个人的医保享有情况是否与个人的健康动态变化之间存在关系。可以看出，医疗保险与自评健康变化的关系十分显著。有医疗保险的成年人自评健康下降的比例为 5.4%，低于无医疗保险的成年人（7.8%）。但医疗保险与个人的社会经济地位和居住地高度相关，因此需要通过多元分析进一步证实二者之间的因果关系。

表 5-10　不同医疗保障情况成年人的自评健康变化分布

单位:%

有无医疗保险	保持健康	健康下降	合计
无	92.2	7.8	100.0
有	94.6	5.4	100.0
合　计	92.8	7.2	100.0

$\chi^2 = 10.018$, df = 1, P = 0.002

5.1.2　个人特征与生活自理能力变化

在同时参加 1997 年基期调查和 2004 年跟踪调查的中老年人中，基期生活不能完全自理的样本量较少，ADL 恢复为能完全自理和一直不能完全自理的中老年人样本量分别只有 50 多个，无法满足统计分析的需要。因此本研究仅对基期生活能完全自理的中老年人健康动态变化进行分析，而不对生活自理能力是否恢复作因素分析。

5.1.2.1　受教育程度与生活自理能力变化

与前一章分析生活自理能力的水平相同，本章将中老年人的受教育程度划分为四类。调查显示，17.8% 的中老年人 ADL 下降，近 1/4 的中老年人 IADL 下降。日常生活活动指一个人为了满足日常生活的需要每天所进行的必要活动。工具性日常活动是一些体力要求更强、有智力要求与环境条件、文化背景关系更为密切的心理—社会行为（Katz S. & Akpem C. A., 1996；汤哲，

2001)。调查显示,受教育程度越高,日常生活自理能力、工具性日常活动能力下降的比例越低,二者之间的关系在统计上十分显著。1997~2004年间,20%未上过学的中老年人日常生活自理能力下降,而仅有11%的高中及以上中老年人日常生活自理能力下降。受教育程度与IADL的关系体现得更为明显。未上过学的中老年人中近1/3 IADL下降,高中及以上文化程度者仅有9.2% IADL下降(见表5-11)。

表5-11 不同受教育程度中老年人生活自理能力变化分布

单位:%

受教育程度	ADL			IADL		
	不变	下降	合计	不变	下降	合计
未上过学	79.7	20.3	100.0	68.0	32.0	100.0
小 学	85.2	14.8	100.0	80.8	19.2	100.0
初 中	88.8	11.2	100.0	85.4	14.6	100.0
高中及以上	88.7	11.3	100.0	90.8	9.2	100.0
合 计	82.2	17.8	100.0	75.3	24.7	100.0

ADL:$\chi^2 = 10.468$, df = 3, P = 0.015
IADL:$\chi^2 = 35.091$, df = 3, P = 0.000

5.1.2.2 收入水平及变化与生活自理能力变化

中老年人的基期收入水平越高,其ADL下降的比例越低,收入低于800元的中老年人ADL下降的比例为20.9%,而收入高于2000元的中老年人ADL下降的比例仅为14.7%。但从统计检验的结果来看,基期收入水平与ADL是否下降的关系并不显著。从IADL的变化来看,收入低于800元的中老年人IADL下降的比例高达32.2%,收入为800~2000元的中老年人IADL下降的比例为25.4%,明显高于收入在2000元以上的中老年人IADL下降的比例(17.4%)(见表5-12)。

表 5-12 不同收入水平的中老年人生活自理能力变化分布

单位:%

收入 (调整到1989年水平)	ADL		IADL	
	不变	下降	不变	下降
低于 800 元	79.1	20.9	67.8	32.2
800~2000 元	81.9	18.1	74.6	25.4
2000 元以上	85.3	14.7	82.6	17.4
合计	82.0	18.0	75.5	24.5

ADL: $\chi^2 = 4.162$, df = 2, P = 0.125
IADL: $\chi^2 = 14.078$, df = 2, P = 0.001

从生活自理能力与收入变化的关系来看,收入增加2000元以上的中老年人 IADL 下降的比例低于其他收入变动情况的中老年人,收入增幅为 0~500 元的中老年人 ADL 和 IADL 下降比例相对较高。但从统计检验结果来看,收入变动与 ADL 和 IADL 变化的关系在统计上不显著(见表5-13)。

表 5-13 不同收入变化情况的中老年人生活自理能力变化分布

单位:%

收入变化 (调整到1989年水平)	ADL			IADL		
	不变	下降	合计	不变	下降	合计
降低	83.6	16.4	100.0	74.3	25.7	100.0
增加 0~500 元	75.7	24.3	100.0	73.9	26.1	100.0
增加 500~2000 元	82.2	17.8	100.0	74.3	25.7	100.0
增加 2000 元以上	83.5	16.5	100.0	81.8	18.2	100.0
合计	81.9	18.1	100.0	75.8	24.2	100.0

ADL: $\chi^2 = 6.028$, df = 3, P = 0.110
IADL: $\chi^2 = 4.398$, df = 3, P = 0.2222

5.1.2.3 性别与生活自理能力变化

从性别与生活自理能力的关系来看,女性 ADL 和 IADL 下降的比例均高于男性。女性 ADL 下降的比例为 23.1%,高于男性

10.6个百分点。女性IADL下降的比例非常高,近1/3的中老年女性IADL下降,而男性IADL下降的比例仅为18.7%。这一结果也与自评健康状况变化的性别差异一致。可见女性不仅在健康水平上处于劣势,其健康下降的风险也远高于男性。

表5-14 分性别中老年人的生活自理能力变化分布

单位:%

性别	ADL			IADL		
	不变	下降	合计	不变	下降	合计
男 性	87.5	12.5	100.0	81.3	18.7	100.0
女 性	76.9	23.1	100.0	69.0	31.0	100.0
合 计	82.0	18.0	100.0	75.5	24.5	100.0

ADL:$\chi^2 = 19.495$, $df = 1$, $P = 0.000$
IADL:$\chi^2 = 19.020$, $df = 1$, $P = 0.000$

5.1.2.4 居住地与生活自理能力变化

不仅农村地区中老年人的日常生活自理能力和工具性日常活动能力水平高于城市地区,从其变化过程来看,农村中老年人ADL和IADL下降的比例也高于城市地区。在城市地区,IADL下降的比例为19.9%,明显低于乡村地区(27.8%)。城市和农村地区中老年人的ADL变化差异在统计上不显著。

表5-15 不同地区中老年人的生活自理能力变化分布

单位:%

地区	ADL			IADL		
	不变	下降	合计	不变	下降	合计
城 市	82.7	17.3	100.0	80.1	19.9	100.0
农 村	81.6	18.4	100.0	72.2	27.8	100.0
合 计	82.0	18.0	100.0	75.5	24.5	100.0

ADL:$\chi^2 = 0.207$, $df = 1$, $P = 0.649$
IADL:$\chi^2 = 7.215$, $df = 1$, $P = 0.007$

5.1.2.5 生活方式与生活自理能力变化

单因素分析表明,过去一年从不喝酒的中老年人生活自理能力下降的比例最高,其 ADL 和 IADL 下降的比例分别高达 20.4% 和 28.5%。有时喝酒和几乎每天喝酒的中老年人 ADL 和 IADL 下降的比例差异较小(见表 5-16)。这与自评健康状况变化与喝酒频率之间的关系比较相似。

表 5-16 不同喝酒频率中老年人的生活自理能力变化分布

单位:%

喝酒频率	ADL			IADL		
	不变	下降	合计	不变	下降	合计
从不喝酒	79.6	20.4	100.0	71.5	28.5	100.0
几乎每天喝酒	86.3	13.7	100.0	82.2	17.8	100.0
有时喝酒	86.8	13.2	100.0	82.1	17.9	100.0
合计	82.0	18.0	100.0	75.4	24.6	100.0

ADL: $\chi^2 = 7.756$, df = 2, P = 0.021
IADL: $\chi^2 = 10.458$, df = 2, P = 0.005

表 5-17 不同生活自理能力变化中老年人的吸烟时间

生活自理能力变化	ADL			IADL		
	平均时间(年)	样本量(人)	标准误	平均时间(年)	样本量(人)	标准误
不 变	10.6	886	0.6	10.7	623	0.7
下 降	9.4	200	1.3	12.3	204	1.4
合 计	10.4	1086	0.5	11.1	827	0.6

ADL: F = 0.754, df = 1, P = 0.386
IADL: F = 1.286, df = 1, P = 0.257

从表 5-17 可以看出,吸烟时间与两种生活自理能力的关系表现得不一致。ADL 下降的中老年人的平均吸烟时间为 9.4 年,低于 ADL 不变的中老年人的平均吸烟时间;IADL 下降的中老年人的平均吸烟时间为 12.3 年，高于 IADL 不变的中老年人。从统计检验结果来看，生活自理能力变化与吸烟时间的关系在单因素分析中并不显著。

5.1.2.6 婚姻状况变动与生活自理能力变化

与自评健康状况的分析结果相似，婚姻状况变化与生活自理能力变化的关系非常显著。从无配偶到有配偶的中老年人 ADL 下降的比例仅为 8.3%，大大低于其他婚姻状况变动情况的中老年人比例。从 IADL 的变化来看，一直有配偶的中老年人 IADL 下降的比例在所有人群中最低（20.8%），一直无配偶者 IADL 下降的比例最高（36.8%）（见表 5-18）。可见保持良好的婚姻状况与保持生活自理能力的良好是密切相关的。

表 5-18　不同婚姻变动情况的中老年人生活自理能力变化分布

单位:%

婚姻变化	ADL			IADL		
	不变	下降	合计	不变	下降	合计
一直无配偶	72.1	27.9	100.0	63.2	36.8	100.0
有配偶到无配偶	77.6	22.4	100.0	65.6	34.4	100.0
无配偶到有配偶	91.7	8.3	100.0	68.8	31.3	100.0
一直有配偶	85.0	15.0	100.0	79.2	20.8	100.0
合　计	81.9	18.1	100.0	75.1	24.9	100.0

ADL: $\chi^2 = 21.808$, df = 3, P = 0.000
IADL: $\chi^2 = 19.885$, df = 3, P = 0.000

5.1.2.7 体质状况变化与生活自理能力变化

体质一直正常的中老年人 ADL 下降的比例为 15.7%，在各类人群中最低，但体质状况变化和 ADL 是否下降的关系并不显著。从 IADL 的变化来看，从肥胖转为正常的中老年人 IADL 下降比例最高，其次为从正常转为营养不良的中老年人，一直肥胖的中老年人 IADL 下降的比例最低。各种体质状况变化和 IADL 变化的关系在单因素分析中似乎与医学常识不符,难以对其进行解释,在多元回归分析中我们会进一步分析二者之间的因果关系。

表 5-19 不同体质状况变化中老年人的生活自理能力变化分布

单位:%

体质状况变化	ADL			IADL		
	不变	下降	合计	不变	下降	合计
从正常到肥胖	83.3	16.7	100.0	70.7	29.3	100.0
从正常到营养不良	79.5	20.5	100.0	57.1	42.9	100.0
一直营养不良	79.4	20.6	100.0	73.7	26.3	100.0
一直肥胖	75.5	24.5	100.0	84.8	15.2	100.0
从肥胖到正常	70.4	29.6	100.0	50.0	50.0	100.0
从营养不良到正常	81.3	18.8	100.0	72.2	27.8	100.0
一直正常	84.3	15.7	100.0	78.1	21.9	100.0
合计	82.9	17.1	100.0	76.2	23.8	100.0

ADL: $\chi^2 = 6.761$, df = 6, P = 0.343
IADL: $\chi^2 = 18.591$, df = 6, P = 0.005

5.1.2.8 医疗保险与生活自理能力变化

从医疗保险与生活自理能力的关系来看,享有医疗保险的中老年人 ADL 下降的比例为 14.9%,低于无医疗保险的中老年人 4.2 个百分点。IADL 与医疗保险的关系表现得更加明显。享有医疗保险的中老年人 IADL 下降的比例为 15.2%;没有医疗保险的中老年人 IADL 下降的比例高达 29.5%,高于享有医疗保险的中老年人近 1 倍。

表 5-20 不同医疗保险享有情况中老年人的生活自理能力变化分布

单位:%

是否有医疗保险	ADL			IADL		
	不变	下降	合计	不变	下降	合计
无	80.9	19.1	100.0	70.5	29.5	100.0
有	85.1	14.9	100.0	84.8	15.2	100.0
合 计	82.1	17.9	100.0	75.4	24.6	100.0

ADL: $\chi^2 = 2.817$, df = 1, P = 0.093
IADL: $\chi^2 = 21.739$, df = 1, P = 0.000

5.2 自评健康状况动态变化的影响因素分析

自评健康是评价个人健康状况的一项综合指标。本节主要分析个体因素对成年人健康状况变化的影响。前文已经提到,由于在基期调查时自评健康状态为差的成年人样本量较少,因此本文仅分析在基期自评健康状况为"健康"的成年人的健康变化情况。健康变化的结果有两种:一是保持健康,二是由健康转为不健康状态。鉴于此,本文建立了 logistic 回归模型来分析个体因素对自评健康变化的影响。

为了更好地了解不同个体变量对自评健康变化的影响以及各自变量之间可能存在的相互影响,本研究采用了逐步加入变量的方法。第一步建立仅包含个人基本特征(年龄、性别、婚姻变动、居住地)的模型1。第二步加入受教育程度和个人收入这两个反映社会经济地位的主要解释变量。第三步加入个人收入的变化变量,分析在观测期内收入变动是否影响个人自评健康的变化。第四步加入反映个人生活方式的变量,分析这些因素是否能够解释自评健康的变化,并观测社会经济地位变量的变化情况。第五步加入观测期内个人体质的变化情况。第六步加入医疗变量,分析它对自评健康变化的作用。

表 5-21 成年人自评健康下降的回归分析结果（参照类：保持健康）

自变量	模型1	模型2	模型3	模型4	模型5	模型6
男性（女=0）	0.775 *	0.886	0.858	0.861	0.920	0.920
年龄	1.054 ***	1.046 ***	1.047 ***	1.044 ***	1.035 ***	1.035 ***
城市（农村=0）	0.911	1.080	1.081	1.048	1.028	1.070
一直无配偶（一直有配偶=0）	1.248	1.216	1.121	1.139	1.375 +	1.367 +
有配偶到无配偶（一直有配偶=0）	0.973	0.940	0.966	1.026	1.139	1.167
无配偶到有配偶（一直有配偶=0）	1.383	1.384	1.377	1.367	0.977	0.841
小学（未上过学=0）		0.815	0.826	0.821	0.732 *	0.718 *
初中（未上过学=0）		0.520 ***	0.542 ***	0.550 ***	0.415 ***	0.422 ***
高中（未上过学=0）		0.602 *	0.694 +	0.627 *	0.679	0.704
大专及以上（未上过学=0）		0.206 *	0.263 *	0.297 +	0.316	0.179 +
年收入800~2000元（收入低于800元=0）		0.936	0.917	0.886	0.970	1.010
年收入高于2000元（收入低于800元=0）		0.732 *	0.709 *	0.670 *	0.724 +	0.817
收入降低（增加2000元以上=0）			1.852 ***	1.853 ***	1.794 **	1.766 **
增加0~500元（增加2000元以上=0）			1.849 **	1.863 **	1.732 *	1.701 *
增加500~2000元（增加2000元以上=0）			1.403 +	1.392 +	1.257	1.287
从不喝酒（有时喝酒=0）				1.434 *	1.501 *	1.495 *
几乎每天喝（有时喝酒=0）				1.123	1.182	1.141
吸烟时间				1.011 *	1.012 *	1.013 *

续表

自变量	模型1	模型2	模型3	模型4	模型5	模型6
从正常到肥胖（一直正常=0）					1.125	1.144
从正常到营养不良（一直正常=0）					1.776*	1.766*
一直营养不良（一直正常=0）					1.940*	1.915+
一直肥胖（一直正常=0）					0.943	0.920
从肥胖到正常（一直正常=0）					1.948+	2.023*
从营养不良到正常（一直正常=0）					0.357	0.361+
有医疗保险（无=0）						0.718*

注：+ $P<0.10$，* $P<0.05$，** $P<0.01$，*** $P<0.001$；最终模型：Nagelkerke R^2 = 0.125，N = 4282，卡方值 = 221.653，P = 0.000。

模型1的结果显示，除年龄和性别外，婚姻变化和居住地对自评健康的变化的影响都不显著。在其他变量保持不变的情况下，与保持健康者相比，年龄每增加1岁，自评健康下降的发生比增加5%；男性的自评健康下降的概率低于女性。在单因素分析中与自评健康变化相关性较强的婚姻变化并没有通过统计性检验。这是由年龄与婚姻变化之间具有较强的相关性造成的。无配偶的成年人多是年龄较高的中老年人，他们丧偶的比例远高于青年人。一直无配偶的成年人的平均年龄为53.8岁，从有配偶到无配偶的成年人的平均年龄为52.3岁。而从无配偶到有配偶的成年人多是年龄较小的中青年人，他们的平均年龄仅为32岁。可见，在单因素分析中表现出的婚姻变动与自评健康变化的关系仅仅反映的是年龄对自评健康变化的作用。

在模型2中加入了受教育程度和基期年收入这两个反映个

人社会经济地位的主要变量。结果表明，受教育程度对自评健康是否下降具有显著影响。大专及以上受教育程度者自评健康状况下降的发生比仅为未上过学成年人的 0.206 倍，高中（或中专）学历成年人和初中学历成年人的自评健康在观测期内下降的发生比是未上过学成年人的 0.602 倍和 0.520 倍。但受教育程度为小学与未上过学的成年人之间的自评健康变动差异在统计上不显著。总体来看，受教育程度越高，成年人自评健康下降的概率越小。受教育程度高的人群主观上更多地感到工作充实、有价值，且收入更高，较少出现经济困难，而且对于自己的生活和健康状况具有更大的调控力（Ross & Wu, 1995）。模型 2 也显示，收入对个人自评健康变化影响显著。在控制了其他自变量后，基期年收入高于 2000 元的成年人自评健康下降的发生比是收入低于 2000 元的成年人的 0.7 倍。

模型 3 在模型 2 的基础上加入了收入的变动情况。结果表明，收入降低的成年人的自评健康下降的发生比是收入增加了 2000 元以上的成年人的 1.852 倍。收入增加额在 500 元以内的成年人自评健康下降的发生比是收入增加 2000 元以上者的 1.849 倍。这表明收入的提高有利于保持身体健康。在模型中，基期年收入对自评健康变化的影响依然很显著，可见较高的收入水平和较大的收入增加幅度均有利于维持个人健康的状态。

除前述自变量之外，模型 4 加入了吸烟时间、在过去一年喝酒的频率两个反映生活方式的解释变量。在控制了其他自变量的条件下，过去一年从未喝酒的成年人自评健康下降的发生比是适量喝酒者的 1.434 倍，表明适量喝酒比不喝酒更能保持健康。模型结果也显示，调查中适量喝酒的成年人与几乎每天喝酒的成年人在自评健康变化上的差异不显著。

在单因素分析中，各种自评健康变化者的吸烟时间差异较大。通过回归分析发现，烟龄每增加 1 年，自评健康下降的发生比是原来的 1.01 倍。吸烟时间对自评健康变化的这种影响在统计上显著，但影响并不是很大。在加入了生活方式变量后，受教育程度的回归系数依然很显著，而且与模型 3 相比，回归系数的变化程度很小。以往研究认为，受教育程度高的人具有更健康的生活方式和健康行为，按照这一观点，模型中受教育程度对健康的影响程度会减小，但本研究的回归分析结果表明，生活方式对不同受教育程度群体之间的自评健康变化差异的解释程度很小。

模型 5 加入了个人体质指数变化情况。在控制了其他变量的条件下，体质正常转为营养不良的成年人自评健康下降的发生比是体质一直正常成年人的 1.776 倍。一直营养不良的成年人自评健康下降的概率也高于体质正常者。而从肥胖转为正常的成年人的自评健康下降的概率高于体质一直保持正常者。

模型 6 最后加入了个人有无医疗保险这一变量。虽然前一章的分析中并没有体现出医疗与健康水平的显著关系，但从医疗保险对自评健康变化的影响来看，在控制了其他自变量后，有医疗保险的成年人自评健康状况下降的发生比是无医疗保险者的 0.718 倍，表明享有医疗保险可以延缓自评健康状况的下降。预防和医疗是保障居民健康的两个重要方面。不仅要通过各种途径来预防疾病的发生；同时，影响居民就医行为的重要因素——医疗保障的覆盖也应得到充分重视。国家卫生服务调查结果也显示，相当大比重的应该住院患者没去住院，而未能住院的最主要原因便是经济困难，担心负担不起住院费。因此，如何建立覆盖全民的医疗保障系统是保障国民健康素质的重要任务。在模型中，基期年收入对因变量的影响不再显著，这也表明不同收入群体的医疗保险享有程度不同，高收入者更可能享有各种医疗保险，因此医疗保险作为一个中间变量影响了收入对自评健康变化的影响。

5.3 日常生活自理能力（ADL）变化的影响因素分析

日常生活自理能力是一个更为客观的健康评价指标。本文的日常生活自理能力按照前文所述分为"能完全自理"和"不能完全自理"两类，因此本部分采用了多元分析中 logistic 回归分析方法，回归分析结果见表 5-22。

尽管在单因素分析中受教育程度与日常生活自理能力下降显著相关。但回归模型结果显示，受教育程度对日常生活自理能力的下降并没有显著影响。进一步分析发现，这种受教育程度的影响是由于男性和女性之间的差异造成的。在未加入性别变量之前，受教育程度对是否发生残障具有显著影响。在加入性别变量后，受教育程度对残障发生的作用消失。这一结论与 Beydoun 等的研究结论类似（Beydoun et al, 2005）。Beydoun 等的研究发现，社会经济地位对中国中老年人的生活自理能力变化的影响在男性和女性之间表现得不同。男性残障的发生率与社会经济地位因子负相关，社会经济地位低的男性发生残障的比例高；而女性的残障发生率与社会经济地位因子之间表现出 U 形的关系，这意味着较低社会经济地位和较高社会经济地位的女性更容易发生残障，而社会经济地位中等的女性残障发生率则较低（Beydoun et al, 2005）。

以往研究对性别和日常生活自理能力变化之间的关系存在不一致的结论。有的研究表明，女性老人更易发生残障且恢复率较低（Hayward 等, 1998；顾大男、曾毅, 2004），而有的研究结论却正好相反（Land 等, 1994）。另有研究显示，男女在日常生活自理能力动态转移方面并无显著差异（Guralnik 等, 1997）。我们的研究发现，在观测的 7 年时间内，我国中老年男性发生残障的概率低于中老年女性，这也与成年人自评健康变化的研究结论一致。

本文第 4 章的分析表明，城市中老年人的日常生活自理能力比农村中老年人好。本模型进一步证明，居住地也是影响日常生活自理能力下降的显著因素。城市成年人在观测期内发生残障的发生比是农村成年人的 0.732 倍。这表明居住在城市的成年人的日常生活自理能力水平高于农村，并且发生残障的概率低于农村。

在模型中，婚姻变化对 ADL 是否下降没有显著影响。与自评健康下降的原因类似，婚姻变化对 ADL 的作用体现的是年龄效应对 ADL 变化的作用。由于年龄较高的成年人更容易丧偶，因此他们日常生活自理能力下降的可能性也较高。

在最终模型中，收入增加的程度对 ADL 变化具有显著影响，但基期年收入对 ADL 的变化没有显著影响。收入增加得越多，ADL 下降的可能性越低。收入增加了 0～500 元的成年人 ADL 下降的发生比是收入增加了 2000 元以上者的 1.854 倍。

表 5-22 成年人 ADL 变化的回归分析结果（参照类：ADL 不变）

自变量	模型 1	模型 2	模型 3	模型 4	模型 5	模型 6
男性（女=0）	0.469***	0.459***	0.457***	0.452**	0.470**	0.515*
年龄	1.163***	1.164***	1.167***	1.176***	1.178***	1.180***
城市（农村=0）	0.732+	0.791	0.851	0.812	0.661+	0.715
一直无配偶（一直有配偶=0）	0.917	0.880	0.867	0.827	0.892	0.933
有配偶到无配偶（一直有配偶=0）	1.011	0.956	0.952	0.968	1.186	1.298
无配偶到有配偶（一直有配偶=0）	0.436	0.417	0.448	0.429	0.255	0.278
小学（未上过学=0）		1.270	1.235	1.278	1.119	1.087
初中（未上过学=0）		0.974	0.958	0.938	1.116	1.160
高中及以上（未上过学=0）		0.876	0.886	0.942	0.944	0.849

续表

自变量	模型1	模型2	模型3	模型4	模型5	模型6
年收入800~2000元（收入低于800元=0）		0.862	0.864	0.784	0.779	0.797
年收入高于2000元（收入低于800元=0）		0.767	0.776	0.756	0.870	0.972
收入降低（增加2000元以上=0）			0.965	0.909	1.053	1.136
增加0~500元（增加2000元以上=0）			1.636⁺	1.543	1.649	1.854⁺
增加500~2000元（增加2000元以上=0）			1.035	1.056	1.069	1.229
从不喝酒（有时喝酒=0）				1.141	0.974	0.971
几乎每天喝（有时喝酒=0）				0.850	0.892	0.820
吸烟时间				1.005	1.006	1.006
从正常到肥胖（一直正常=0）					1.195	1.386
从正常到营养不良（一直正常=0）					0.977	0.981
一直营养不良（一直正常=0）					1.275	1.282
一直肥胖（一直正常=0）					2.310*	2.449*
从肥胖到正常（一直正常=0）					2.397⁺	2.626⁺
从营养不良到正常（一直正常=0）					0.583	0.619
有医疗保险（无=0）						0.706

注：* $P<0.05$，** $P<0.01$，*** $P<0.001$，⁺ $P<0.1$；最终模型：Nagelkerke R^2 = 0.245，N = 1388，卡方值 = 136.446，P = 0.000。

从体质状况变化对 ADL 的影响来看，一直肥胖对日常生活自理能力是否下降具有显著影响，肥胖者日常生活自理能力下降的发生比是体质正常者的 2.449 倍。医学研究表明，超重和肥胖显著增加患高血压、糖尿病和血脂异常的风险，以及冠心病、脑卒中等疾病的发病风险（王陇德等，2005），而各种慢性病又与 ADL 的下降紧密相关。另外，肥胖本身也与体力活动有很强联系。肥胖产生的主要原因之一是体力活动过少，经常性的活动有助于保持较好的日常生活自理能力，因此导致了肥胖者日常生活自理能力下降的风险也较其他人群高。

在控制了其他变量后，有医疗保险的成年人日常生活自理能力下降的发生比是无医疗保险者的 0.706 倍，但在统计上这一因素的影响并不显著。

5.4 工具性日常活动能力（IADL）变化的影响因素分析

与 ADL 的分析方法一致，我们采用了逐步回归的方法建立一系列 logistic 回归模型，结果见表 5-23。

研究表明，性别、年龄、居住地、受教育程度、收入、吸烟时间以及体质变化对工具性日常活动能力变化具有不同程度的影响。在每一步的回归模型中，年龄和性别对 IADL 的变化基本不变。年龄越高，发生残障的几率越高。男性发生残障的概率低于女性，这与 ADL 下降的性别差异表现一致。

在模型 2 中，受教育程度对 IADL 下降的影响显著，受教育程度越高，发生残障的概率越高。高中及以上学历的成年人残障的发生比是未上过学者的 0.319 倍，初中和小学学历成年人残障的发生比分别是未上过学成年人的 0.548 倍和 0.674 倍。同时，在控制了其他变量后，收入高于 2000 元者 IADL 下降的发生比是收入低于 800 元者的 0.547 倍。这表明收入和受教育程度从不同侧面同时影响成年人 IADL 的变化过程。收入高低不仅受到个人受教育程度的影响，它对 IADL 具有独立的作用。收入的高低可以影响个人获得医疗卫生服务的可能性，从而影响个人健康状况。国家卫生服务调查的结果也发现，收入逐渐成为影响居民健康状况的主要因素。1993 年第一次卫生服务调查的结果显示，除了疾病严重程度、健康状况、年龄和文化程度外，收入水平并不怎么影响城市居民就诊率和出院率。但 1998 年第二次卫生服务调查分析显示，收入水平、就业状况、贫困程度和有无医疗保险对就诊率和住院率有十分显著的影响。在农村地区，经济因素（恩格尔系数和收入水平）一直是影响医疗服务利用的主要变量，且这一因素的作用在 1998 年比 1993 年大。可见经济因素已逐渐成为制约居民健康的重要因素。

表 5-23 成年人 IADL 变化的回归分析结果（参照类：IADL 不变）

自变量	模型 1	模型 2	模型 3	模型 4	模型 5	模型 6
男性（女=0）	0.497***	0.592**	0.585***	0.431**	0.435**	0.468**
年龄	1.148***	1.143***	1.146***	1.151***	1.170***	1.170***
城市（农村=0）	0.462***	0.573**	0.577**	0.552**	0.461**	0.495**
一直无配偶（一直有配偶=0）	1.327	1.253	1.175	1.103	1.242	1.253
有配偶到无配偶（一直有配偶=0）	1.443	1.286	1.266	1.362	1.327	1.388
无配偶到有配偶（一直有配偶=0）	2.297	2.809+	2.476	2.585	2.357	3.001
小学（未上过学=0）		0.674+	0.677	0.714	0.679	0.674
初中（未上过学=0）		0.548+	0.573	0.593	0.615	0.624
高中及以上（未上过学=0）		0.319**	0.366*	0.453+	0.440+	0.350*

续表

自变量	模型1	模型2	模型3	模型4	模型5	模型6
年收入 800～2000 元（收入低于 800 元 =0）		0.761	0.721	0.737	0.752	0.797
年收入高于 2000 元（收入低于 800 元 =0）		0.600*	0.547*	0.561*	0.497*	0.588+
收入降低（增加 2000 元以上 =0）			1.462	1.512	1.424	1.404
增加 0～500 元（增加 2000 元以上 =0）			1.190	0.971	0.941	0.995
增加 500～2000 元（增加 2000 元以上 =0）			1.219	1.145	1.119	1.223
从不喝酒（有时喝酒 =0）				1.377	1.259	1.292
几乎每天喝（有时喝酒 =0）				1.105	1.125	1.017
吸烟时间				1.017**	1.017*	1.017*
从正常到肥胖（一直正常 =0）					1.561	1.676
从正常到营养不良（一直正常 =0）					1.772	1.814
一直营养不良（一直正常 =0）					1.257	1.247
一直肥胖（一直正常 =0）					1.201	1.134
从肥胖到正常（一直正常 =0）					5.965***	6.270***
从营养不良到正常（一直正常 =0）					1.132	1.142
有医疗保险（无 =0）						0.726

注：*P<0.05，**P<0.01，***P<0.001；最终模型：Nagelkerke R^2 =0.309，N = 683，卡方值 =158.672，P=0.000。

模型 3 加入了收入变动这一变量，结果显示，在控制了其他变量后，收入的增加有利于维持良好的 IADL，但这种收入变动对 IADL 变动的影响并未通过统计性检验。

模型 4 中加入了吸烟和喝酒频率两个反映生活方式的变量。结果显示，吸烟时间对 IADL 具有显著的影响。吸烟时间越长，IADL 下降的概率越大。

体质从肥胖到正常的成年人 IADL 下降的发生比是体质一直保持正常者的 6.27 倍。这一关系在三个健康变动模型中都表现得一致。这可能是由于肥胖者在患病后体重下降造成的，而这种患病的影响大于肥胖本身产生的负面影响。

5.5 小结

本章的研究结论与使用横截面数据进行研究的区别在于，使用横截面数据分析的是某一时点上各种因素对健康水平的影响，而通过纵向数据研究健康的变化过程可以反映各种社会因素在个人的健康下降过程中对健康变化速度的影响。随着年龄的增长，健康状况下降是一个必然的过程。减缓健康状况的下降，可以延长人口平均寿命和提高人们生活质量，将不健康期压缩到高龄阶段，提高人口的健康预期寿命。

在对成年人的健康动态变化与个体特征进行实证分析之后，个人的社会特征不仅对健康的状态有重要影响，它也影响着个人健康变化的过程。

第一，性别对成年人的生活自理能力具有显著影响。男性的健康水平和自评健康状况下降的概率都低于女性，但女性的预期寿命比男性长，这也证实了女性活得更长寿但活得更不健康。因此，提高女性人口的生存质量，尽可能将其疾病期压缩到生命的最后阶段，是改善人口健康状况，提高全民健康素质的关键。

第二，婚姻状态的改变并不是成年人自评健康状况下降的显著影响因素。虽然婚姻对健康的保护作用在一些研究中得到了证明（曾毅等，2004），婚姻可以提供精神和情感上的支持，也可以提供更多的生活照料。有研究表明，婚姻还可以通过生活行为影响健康状况。离婚或丧偶后的寡居状态可能使女性失去原有规律的饮食习惯，同时丧偶后的悲痛也会影响其自我照顾能力。另外，婚姻也可以提供戒烟的社会环境（张国良，2006）。但我们的研究并没有证实这一论点。这可能是由于本研究的时间跨度较长，而丧偶或离婚这种突发的生活事件导致的紧张对健康的影响可能是短时效应，因此难以在我们的研究中体现出来。

第三，居住地对自评健康和 ADL 的变化无显著影响，但对 IADL 的变化影响显著。居住在城市的成年人 IADL 发生残障的概率明显低于农村成年人。

第四，受教育程度一直是影响自评健康变化和 IADL 变化的显著因素。受教育程度越高，自评健康下降的概率越低，并且 IADL 发生残障的概率也越低。但受教育程度与 ADL 之间的关系表现得不显著。这可能是由于男性和女性在受教育程度与 ADL 之间的关系表现得不一致造成的。

第五，健康的生活方式有利于保持身体功能的完好。适量喝酒有利于保持健康。尽管在前一章的分析中吸烟时间对各个健康指标的影响并不显著，但本章的实证分析结果表明，吸烟时间越长，自评健康下降的概率越高。这也表明吸烟对健康的影响是长期性的，它可能在身体里潜伏较长时间才表现出来。生活方式对受教育程度与健康之间的关系的解释力度很小。

第六，医疗保险对健康的动态变化具有显著影响。没有医疗保险的成年人自评健康下降的概率更高。而医疗保险的享有程度受到个人受教育程度和收入的影响，它作为一个中间变量影响着个人社会经济地位变量与自评健康变化之间的关系。

第七，收入水平和收入变动同时影响着成年人自评健康的变化过程。尽管收入与个人的受教育程度相关性很强，但收入对自评健康变化仍具有显著的影响，基期年收入高的人群自评健康下降的概率明显低于基期年收入低的成年人，中等收入和低收入成年人之间的 IADL 下降差异不显著。不仅如此，收入增长幅度越大，自评健康和 IADL 下降的概率越小。

第八，营养不良是我国成年人面临的最严重的营养问题。一直营养不良的成年人和从体质正常变为营养不良的成年人自评健康下降的概率高于保持正常体质者，体质从营养不良恢复到正常有利于保持良好的自评健康状态。前一章的分析已表明肥胖对成年人的 ADL 有显著影响，本章进一步证实了肥胖对健康变化速度的影响。肥胖者 ADL 下降的概率明显高于体质一直保持正常的成年人。

第6章 中国成年人健康影响因素的分层分析

　　成年人的健康状况不仅存在明显的个体差异,而且还存在着显著的地区差异。地区之间的健康差异与各地的社会经济发展程度、自然环境等多方面因素密切相关。从反映地区总体健康水平的指标来看,我国不同地区的人口平均预期寿命具有明显的地区差异。在平均预期寿命高的省份除吉林外全属于东部地区,平均预期寿命在72.9岁以上,最高的是上海,已达到78.14岁;而平均预期寿命低的10个省份中,除江西外则全部处于西部地区,平均预期寿命在70岁或以下(朱向东,2006)。人口患病率和死亡率不仅受到社会经济状况的影响,同时也受到地区之间收入分配差距的影响。收入差距越大,患病率和死亡率越高(Ben-Shlomo et al, 1996; Kaplan et al, 1996; Kennedy et al, 1996; Lynch et al, 1998; Wilkinson, 1996)。Kaplan(1996)的研究发现,在控制了各州的中位收入后,州内收入分配越不均,该地区的死亡率和其他健康指标的水平越高。明艳(2006)对中国95个县市慢性病患病率的分析表明,住户与最近的医疗单位之间的距离越近,慢性病患病率越低,而急性病对于基层、近距离的医疗点的依赖远小于慢性病。

　　尽管这些研究提供了在一个国家或地区内部患病和健康分布状况的重要信息,但这些研究并没有考虑个体因素对健康的影响,因此难以判断出地区的社会经济发展水平对健康的影响反映的仅仅是个人社会经济特征对个人健康的影响还是地区社会经济发展水平对当地所有居民健康的影响。区分出这两种不同的作用具有重要的现实意义。如果地区的社会经济特征对健康的影响仅仅反映的是个人层次社会经济特征对个人健康的一种总和效应，那么我们可以通过制定政策去改善社会经济地位较低人群的经济状况，而不是将关注点放在提高一些地区的整体经济水平上。当然，提高一个地区整体的经济发展水平有利于提高当地居民的个人收入。

为了确定社会经济环境对健康是否具有独立影响，必须使用分层的数据进行分析。CHNS调查不仅提供了个体层次的数据，而且提供了社区层次的数据，因此可以采用分层线性模型（Hierarchical Linear Model，HLM）分析个体和社区层次的特征对个人健康的共同影响。CHNS调查覆盖了我国不同经济发展程度的地区，这为分析不同地区的健康差异提供了丰富的资料。在调查中对个人所属的社区设计了专门的社区问卷，内容包括社区的经济发展水平、文化娱乐设施、医疗机构、交通等。本部分主要利用CHNS调查中的个人数据和社区数据分析社区特征与社区居民健康状况之间的关系。

为了分析社区社会特征对成年人健康的影响，本研究将社区的环境因素归为以下几类。

第一，社区类型。本研究所指的社区是以行政区域为划分界限的。按照CHNS调查问卷中的社区分类，所有社区可分为城市居委会、郊区村、县城居委会和村四类。前两类为城市调查点，后两类为农村调查点。

根据社区问卷提供的各类社区的特征进行简要分析，从其农业劳动人口比例、文化发展程度、交通便利程度以及当地的医疗保险覆盖度来对各类社区的总体特征进行比较（见表6-1）。

表 6-1 不同类型社区的基本特征比较

社区特征	城市居委会	郊区村	县城居委会	村
农业劳动人口比例（%）	0.9	34.4	5.8	54.2
普通男工每天收入（元）	20.8	17.9	9.7	11.0
电视频道数量（个）	39	25	28	18
医疗保险覆盖比例（%）	97.1	78.4	58.3	35.2
有公路的社区比例（%）	88.6	70.3	88.9	52.8

城市居委会和县城居委会的农业劳动人口比例均不到10%。郊区村作为城市调查点，当地普通男工的收入与城市居委会普通男工的收入基本接近，而县城居委会和村的普通男工收入基本接近。收看电视是我国大多数居民接受健康教育知识的主要渠道之一，从社区拥有的电视频道数量来看，城市居委会最多；其次为县城居委会和郊区村，二者差异不大；村所收看的电视频道数量最少。从各地的医疗保险覆盖情况来看，城市居委会和郊区村的医疗保险覆盖比例较高，而县城居委会和村的医疗保险覆盖比例较低。从当地的道路类型来看，城市居委会和县城居委会比较相似，有公路的社区比例均超过80%，其次为郊区村，为70.3%，而村只有52.8%。

从以上数据可以看出，虽然城市居委会和郊区村都是城市调查点，但在农业劳动人口比例、电视频道数量和医疗保险的覆盖比例上具有较大差异；这种差异也体现在县城居委会和村之间。虽然城市居委会和县城居委会都以非农人口为主，交通便利程度也类似，但城市居委会无论从当地普通男工收入、医疗保险覆盖比例还是电视频道数量来看都明显超过县城居委会。可见，四类社区在经济发展、文化生活、医疗状况等方面各具特点，这种不同的社区生活环境是造成居民健康差异的重要因素。

第二，社区的经济发展水平。社区的社会经济特征通过该社区的家庭人均收入来衡量。由于CHNS仅对农村调查点的社区人均收入进行了调查,没有调查城市社区的人均收入,因此在研究中只能通过社区内被调查家庭人均收入来反映该社区的经济水平。

第三,社区的文化发展水平。社区的文化发展水平通过该社区居民的平均受教育年限这一指标来反映,平均受教育年限通过该社区内所有 20 岁以上成年人的受教育年限的平均值来计算。

第四,社区的收入分配差距。收入分配差异的合理与否,一方面可以反映按劳分配制度的实现情况;另一方面是保障居民生活和社会稳定的重要条件。用基尼系数来描述我国居民的收入差距是大多数研究者经常采用的方法。基尼系数是反映居民收入分配差距程度的综合指标。为了反映社区内部收入分配的差距,本研究利用每个社区内分户的人均收入计算的基尼系数来反映社区内收入分配差距状况。计算基尼系数的方法是意大利经济学家 C. Gini(1922)在洛伦茨曲线的基础上提出的。基尼系数越小,表明收入分配差距越小(收入分配越均等);基尼系数越大,表明收入分配差距越大(收入分配越不均等)。基尼系数介于 0~1 之间,当基尼系数为 0 时,表示绝对平等;基尼系数越大,不均等程度越高;当基尼系数为 1 时,表示绝对不平等。按照国际标准,基尼系数在 0.3~0.4 之间比较合理;0.4~0.5 之间为收入差距较大;0.5 以上为收入差距悬殊。

第五,社区医疗卫生服务的可及性,主要通过社区内医疗机构的数量和社区与医疗机构之间的距离来反映。医疗机构的数量用每万人拥有医生数量这一指标来反映。本社区与医疗机构的平均距离通过本社区居民看病选择的所有医疗机构的平均距离来反映。

我们对分类变量设定多个虚拟变量,现将模型中所有变量的分类和虚拟变量的参照类概括如表 6-2 所示。

表 6-2 分层模型各变量的描述和分类

变量名	变量的分类及说明	参照类
个体变量		
一、健康变量		
自评健康	不健康,健康	健康
日常生活自理能力	不能完全自理,能完全自理	不能完全自理
工具性日常活动能力	不能完全自理,能完全自理	不能完全自理
二、个体特征		
性别	男性,女性	男性
年龄	被调查者的年龄	
婚姻状况	无配偶,有配偶	无配偶
受教育程度	未上过学,小学,初中,高中或中专,大专及以上	未上过学
收入	低收入,中等收入,高收入	低收入
吸烟	从不吸烟,吸过烟	从不吸烟
过去一年是否喝酒	从不喝酒,有时喝酒,几乎每天喝酒	有时喝酒
体质指数	正常,营养不良,肥胖	体质正常
膳食活动知识知晓度	通过量表计算分值	
社区变量		
社区类型	城市居委会,郊区村,县城居委会,村	城市居委会
平均受教育年限	社区 20 岁以上人口的平均受教育年限	
人均收入	根据被调查家庭的人均收入计算	
基尼系数	根据被调查家庭的人均收入计算	
每万人拥有医生数	根据社区内医疗机构的医生数量和社区人数计算	
与医疗机构的平均距离	根据社区居民选择就医的所有医疗机构的平均距离计算	
地区	东部,中部,西部	西部

尽管 2004 年 CHNS 调查的社区数量有 216 个,但是由于 HLM6.0 软件的特点,在建立数据文件(.mdm)时会剔除所有在层二具有缺失项的样本,因此纳入本研究中的最终的社区样本数

为 204 个。在建立 HLM 数据文件时，层一的样本数不受缺失项的影响，最终的成年人样本量为 9144 人，55 岁以上中老年人约为 1900 人。

表 6-3　个体变量和社区变量的具体特征描述

变量名	样本量	均值	标准差	最小值	最大值
个体变量					
自评健康	9144	0.93	0.26	0	1
ADL	1982	0.13	0.34	0	1
IADL	1891	0.21	0.41	0	1
年龄	9176	48.13	15.12	20	107
女性	9176	0.52	0.50	0	1
有医疗保险	9132	0.27	0.44	0	1
膳食活动知识知晓度	9132	43.75	3.74	24	57
小学	9137	0.28	0.45	0	1
初中	9137	0.34	0.47	0	1
高中或中专	9137	0.17	0.38	0	1
大专及以上	9137	0.05	0.22	0	1
从不喝酒	9094	0.67	0.47	0	1
几乎每天喝酒	9094	0.11	0.31	0	1
营养不良	8610	0.04	0.20	0	1
肥胖	8610	0.09	0.29	0	1
有配偶	9134	0.84	0.37	0	1
中等收入	9115	0.33	0.47	0	1
高收入	9115	0.33	0.47	0	1
吸烟时间	8819	7.94	14.14	0	79
社区变量					
郊区村	204	0.17	0.38	0	1
县城居委会	204	0.15	0.36	0	1
村	204	0.51	0.50	0	1
与医疗机构的平均距离	204	3.04	4.54	0.00	26.75

续表

变量名	样本量	均值	标准差	最小值	最大值
基尼系数	204	0.46	0.13	0.17	0.95
每万人拥有医生数量	204	82.62	148.39	0.00	978.18
平均受教育年限	204	7.11	2.13	2.42	12.91
人均收入	204	6236.47	3921.84	511	26439
东部地区	204	0.33	0.47	0	1
中部地区	204	0.45	0.50	0	1

6.1 自评健康影响因素的分层分析

在分层模型中，由于多分类因变量会加大模型参数估计的复杂性，可能导致模型无法收敛，因此在本章的分析中将自评健康按第5章的分类方法划分为"健康"和"不健康"两类。这种分类方法也减少了因不同社会经济状况的群体对健康状况自我评价的标准不同带来的差异。

6.1.1 零模型

为了分析不同社区之间健康状况的差异程度，首先建立一个在层一和层二都不含自变量的无条件模型。通过估计零模型的方差成分来确定是否有必要建立多层模型。模型的表达式为：

层一模型：

$$\text{Prob}(Y=1 \mid B) = P$$
$$\log[P/(1-P)] = B0$$

层二模型：

$$B0 = G00 + U0$$

模型中的G00表示健康的平均对数发生比，U0表示不同社区之间自评健康的对数发生比的方差。HLM6.0 估计的结果显示，G00 = 2.57（se = 0.05）。对于一个典型①社区来说，自评健康的对数发生比期望值为 2.57，发生比为 13.03，对应的健康概率为 $1/\{1+\exp(-2.57)\} = 0.928$②。社区自评健康的对数发生比 B0 的方差 U0 = 0.27，由此可以进一步计算出 95% 的社区的 B0 取值在 $2.57 + 1.96 \times \sqrt{0.27}$ =（1.55, 3.59）。将这些对数发生比转换为自评健康的概率，95% 的社区居民自评健康的概率在（0.82, 0.97）之间浮动。对于普通的分层线性模型来说，组内相关系数（Intraclass correlation）反映层二方差在总方差中所占的比例大小。但是对于非线性的多层模型来说，层一方差的异质性使这一指标变得不再有用（Randenbush & Bryk，2002）。我们可以通过层二的方差显著性来判断是否有必要进行多层分析。

社区之间自评健康的对数发生比方差 τ_{00} = 0.27，标准差 SD = 0.52。卡方值为 404.54（P < 0.000）表明在不同社区之间成年人的自评健康差异在统计上显著，因此应进一步加入社区变量来解释成年人自评健康的差异。

6.1.2 条件模型

在这一步我们建立仅包含层一自变量的固定效应模型，将个体因素纳入模型中，模型的具体形式为：

层一模型：

$$\text{Prob}(Y=1\mid B) = P$$

$\log[P/(1-P)]$ = B0 + B1 * (年龄) + B2 * (女性) + B3 * (有医疗保险) + B4 * (膳食活动知识知晓度) + B5 * (小学) + B6 * (初中) + B7 * (高中或中专) + B8 * (大专及以上) + B9 * (从不喝酒) + B10 * (几乎每天喝酒) + B11 *

---

① 典型是指所有自变量取值均为 0。

② 自评健康状况为健康的概率 P = 1/[1 + exp(-η)]。

（营养不良） + B12 * （肥胖） + B13 * （有配偶） + B14 * （中等收入） + B15 * （高收入） + B16 * （吸烟时间）

层二模型：

$$B0 = G00 + U0$$
$$B1 = G10$$
$$B2 = G20$$
$$B3 = G30$$
$$B4 = G40$$
$$B5 = G50$$
$$B6 = G60$$
$$B7 = G70$$
$$B8 = G80$$
$$B9 = G90$$
$$B10 = G100$$
$$B11 = G110$$
$$B12 = G120$$
$$B13 = G130$$
$$B14 = G140$$
$$B15 = G150$$
$$B16 = G160$$

表6-4 仅包含层一变量的自评健康分层模型回归分析结果

固定效应		回归系数	标准误	显著度	发生比率
截距1, B0	截距2, G00	2.930	0.576	0.000	18.722
年龄 斜率, B1	截距2, G10	-0.033	0.004	0.000	0.968
女性 斜率, B2	截距2, G20	0.079	0.115	0.493	1.082
有医疗保险 斜率, B3	截距2, G30	-0.151	0.118	0.202	0.860
膳食活动知识知晓度 斜率, B4	截距2, G40	0.028	0.012	0.020	1.028
小学 斜率, B5	截距2, G50	0.206	0.116	0.076	1.228

续表

固定效应		回归系数	标准误	显著度	发生比率
初中 斜率, B6	截距2, G60	0.695	0.150	0.000	2.004
高中或中专 斜率, B7	截距2, G70	0.574	0.178	0.002	1.775
大专及以上 斜率, B8	截距2, G80	0.750	0.293	0.011	2.117
从不喝酒 斜率, B9	截距2, G90	-0.572	0.140	0.000	0.564
几乎每天喝酒 斜率, B10	截距2, G100	0.304	0.205	0.139	1.355
营养不良 斜率, B11	截距2, G110	-0.627	0.158	0.000	0.534
肥胖 斜率, B12	截距2, G120	0.044	0.146	0.763	1.045
有配偶 斜率, B13	截距2, G130	0.172	0.108	0.110	1.188
中等收入 斜率, B14	截距2, G140	0.087	0.102	0.394	1.091
高收入 斜率, B15	截距2, G150	0.394	0.120	0.001	1.482
吸烟时间 斜率, B16	截距2, G160	0.001	0.003	0.673	1.001
方差成分					
截距1, U0		0.237			
参数估计的可靠性		0.440			

与无条件模型相比较，层二的方差略有减小，但在统计上仍十分显著，说明不同社区的自评健康存在差异。

可以看出，在加入了反映个体特征的变量后，层一的自变量对个体的健康状况具有解释能力。随着年龄的增长，成年人的自评健康状况在下降。在控制了其他变量后，性别、是否有医疗保险、吸烟和肥胖对成年人的自评健康没有显著影响。

比较分层模型的估计结果与普通 logistic 回归结果可以发现，分层模型中个体变量的回归系数和显著性与传统回归模型基本一致，但在传统模型中显著的医疗保障变量在分层模型中变得不显著。这也证明了传统回归模型在处理嵌套数据时存在过低估计标准误的可能性。

成年人的社会经济状况对自评健康具有显著影响。随着受教育程度的提高，成年人健康的概率也在加大。受教育程度为初中的成年人健康的发生比是未上过学者的 2 倍；高中或中专文化程度者自评为健康的发生比比未上过学者高 77.5%；大专及以上文化程度者自评为健康的发生比高于未上过学者 1.117 倍。另外，收入对成年人的健康状况也具有显著的影响。高收入者健康的发生比是低收入者的 1.482 倍，但中等收入者和低收入者的健康差异在统计上不显著。

从个人的生活方式和个人体质对健康的影响来看，从不喝酒和营养不良对自评健康具有显著影响。过去一年从不喝酒的成年人自评为健康的发生比是适量喝酒者的 0.564 倍。从个人体质的影响来看，在控制了其他自变量后，营养不良的成年人健康的发生比仅为正常体质者的 0.534 倍，但肥胖者与正常者之间的健康差异在统计上并不显著。与第 4 章分析的结果相同的是，吸烟时间对自评健康没有显著影响。膳食活动知识知晓度对自评健康的影响在统计上显著。个人对膳食活动知识了解得越多，自评为健康的概率越高，但其影响程度并不大。

6.1.3 完全模型

完全模型将层一和层二的自变量同时纳入模型中。层二模型包括截距模型和以层一自变量系数为因变量的斜率模型。在处理斜率模型时，层二的所有斜率模型都设为不含随机效应的模型，以保证模型能够收敛并保持必要的统计显著性水平。由于在处理离散型变量时模型估计的复杂性，本文将统计显著性放宽到 0.10 的水平。

根据第三章所述的研究假设，除了个体因素外，社区层次的变量对成年人的自评健康具有独立的影响，这种独立的影响可以在层二的截距方程中体现出来，它反映了社区变量对当地所有居民健康的平均影响。除此之外，本研究认为社区层次的变量还可以通过个人层次变量来影响健康，它表现为社区层次变量和个人层次变量的交互影响,这种影响可以用层二的斜率方程来表示。

为了分析社区变量对自评健康的平均影响程度,我们在层二的截距模型中加入了所有的社区变量。在斜率模型中,我们根据本研究的主要假设选取了不同的自变量组合加入层二模型,模型的具体表述如下:

层一模型:

$$\text{Prob}(Y=1\mid B) = P$$

$\log[P/(1-P)] = B0 + B1*(年龄) + B2*(女性) + B3*(有医疗保险) + B4*(膳食活动知识知晓度) + B5*(小学) + B6*(初中) + B7*(高中或中专) + B8*(大专及以上) + B9*(从不喝酒) + B10*(几乎每天喝酒) + B11*(营养不良) + B12*(肥胖) + B13*(有配偶) + B14*(中等收入) + B15*(高收入) + B16*(吸烟时间)$

层二模型:

$B0 = G00 + G01*(郊区村) + G02*(县城居委会) + G03*(村) + G04*(与医疗机构的平均距离) + G05*(基尼系数) + G06*(每万人拥有医生数) + G07*(平均受教育年限) + G08*(人均收入) + G09*(东部地区) + G010*(中部地区) + U0$

$B1 = G10$

$B2 = G20$

$B3 = G30$

$B4 = G40$

$B5 = G50 + G51*(郊区村) + G52*(县城居委会) + G53*(村)$

$B6 = G60 + G61*(郊区村) + G62*(县城居委会) + G63*(村)$

$B7 = G70 + G71*(郊区村) + G72*(县城居委会) + G73*(村)$

$B8 = G80 + G81*(平均受教育年限)$

$B9 = G90$

$B10 = G100$

$B11 = G110$

$B12 = G120$

$$B13 = G130$$
$$B14 = G140 + G141 * (基尼系数)$$
$$B15 = G150 + G151 * (基尼系数)$$
$$B16 = G160$$

表6-5 成年人自评健康分层模型回归分析最终结果

固定效应	回归系数	标准误	显著度	发生比率
截距1, B0				
截距2, G00	2.624	0.766	0.001	13.793
郊区村, G01	-0.463	0.342	0.179	0.630
县城居委会, G02	-1.027	0.331	0.003	0.358
村, G03	-0.533	0.319	0.096	0.587
与医疗机构的平均距离, G04	0.012	0.015	0.406	1.012
基尼系数, G05	1.220	0.636	0.056	3.389
每万人拥有医生数, G06	-0.001	0.000	0.200	0.999
平均受教育年限, G07	0.017	0.046	0.710	1.017
人均收入, G08	0.000	0.000	0.526	1.000
东部地区, G09	-0.263	0.183	0.153	0.769
中部地区, G010	-0.097	0.160	0.544	0.907
年龄 斜率, B1				
截距2, G10	-0.032	0.004	0.000	0.968
女性 斜率, B2				
截距2, G20	0.087	0.116	0.452	1.091
有医疗保险 斜率, B3				
截距2, G30	-0.102	0.126	0.418	0.903
膳食活动知识知晓度 斜率, B4				
截距2, G40	0.031	0.012	0.011	1.032
小学 斜率, B5				
截距2, G50	-0.713	0.319	0.025	0.490
郊区村, G51	0.741	0.404	0.066	2.097
县城居委会, G52	1.121	0.401	0.006	3.069
村, G53	1.064	0.344	0.002	2.898

续表

固定效应	回归系数	标准误	显著度	发生比率
初中 斜率，B6				
截距2，G60	-0.072	0.358	0.840	0.930
郊区村，G61	0.261	0.433	0.546	1.298
县城居委会，G62	1.736	0.494	0.001	5.676
村，G63	0.859	0.387	0.026	2.362
高中或中专 斜率，B7				
截距2，G70	-0.482	0.349	0.167	0.618
郊区村，G71	1.056	0.489	0.030	2.876
县城居委会，G72	1.489	0.437	0.001	4.433
村，G73	1.377	0.450	0.003	3.964
大专及以上 斜率，B8				
截距2，G80	3.443	1.840	0.061	31.294
平均受教育年限，G81	-0.283	0.168	0.091	0.753
从不喝酒 斜率，B9				
截距2，G90	-0.583	0.141	0.000	0.558
几乎每天喝酒 斜率，B10				
截距2，G100	0.310	0.207	0.133	1.363
营养不良 斜率，B11				
截距2，G110	-0.656	0.159	0.000	0.519
肥胖 斜率，B12				
截距2，G120	0.027	0.148	0.853	1.028
有配偶 斜率，B13				
截距，G130	0.181	0.109	0.096	1.198
中等收入 斜率，B14				
截距2，G140	0.848	0.394	0.031	2.335
基尼系数，G141	-1.637	0.829	0.048	0.195
高收入 斜率，B15				
截距2，G150	1.112	0.456	0.015	3.042
基尼系数，G151	-1.510	0.973	0.120	0.221

续表

固定效应	回归系数	标准误	显著度	发生比率
吸烟时间 斜率，B16				
截距2，G160	0.001	0.003	0.761	1.001
社区样本量	204			
个人样本量	9144			
方差成分				
截距1，U0	0.219			
参数估计的可靠性	0.454			

首先，我们可以根据截距方程的回归系数分析层二的社区变量对成年人自评健康的直接影响。在控制了其他自变量后，社区类型对成年人自评健康的影响在统计上显著。居住在县城居委会的成年人自评健康状况比居住在城市居委会的成年人更差，其自评健康的发生比仅是城市居委会成年人的0.358倍。居住在村的成年人自评健康的发生比是城市居委会成年人的0.587倍。郊区村与城市居委会成年人的自评健康状况差异不显著。在第4章的分析中，我们将居住地分为城市（城市居委会和郊区村）和农村（县城居委会和村）两类并将其作为个体特征变量来研究，结果表明居住在农村的成年人比居住在城市的成年人更趋向于健康的自评。若将自评健康划分为两类并运用传统的回归模型进行分析，城乡之间的自评健康状况差异不显著。本章的分层模型结果表明，在控制了其他自变量的条件下，居住在不同类型的社区居民的平均健康水平是有显著差异的。城市居委会无论从医疗条件、居住环境还是经济文化发展程度上都比县城居委会和村优越，因此城市居民的健康状况更好。

除了这种直接影响外，社区类型还通过个人的受教育程度对自评健康产生影响。在斜率模型中，社区类型与受教育程度之间的交互影响在统计上显著。社区类型回归系数为正，表明在郊区村、县城居委会和村，受教育程度为小学和未上过学的成年人之间的自评健康差异大于城市居委会内受教育程度为小学与未上过学成年人之间的自评健康差异。同样，在郊区村、县城居委会和村这三类社区，未上过学和初中文化程度成年人之间的自评健康差异大于城市居委会内这两种文化程度成年人之间的自评健康差异。总体看来，在城市居委会，不同受教育程度成年人之间的自评健康差异小于郊区村、县城居委会和村，这表明受教育程度对自评健康的影响在农村地区更大，而在城市地区，受教育程度对自评健康的影响相对较弱。受教育程度对自评健康水平的影响在本书第4章的分析中已得到了证明。本章的研究进一步表明，提高农村地区居民的受教育水平，更能促进居民的健康。由于农村地区居民的平均受教育水平较低，一旦其受教育程度得到提高，其健康状况能够得到较大幅度的改善。因此，在农村地区，大力发展教育事业，提高农村人口的受教育水平，是提高农村地区居民健康水平的有效途径。在考虑到了社区类型与个人受教育程度之间的交互影响后，个人受教育程度对自评健康的影响不再显著，这表明不同受教育程度之间的自评健康差异是由居住在不同类型的社区造成的。

以往研究表明，我国县级地区之间的收入差距对居民的患病率具有显著影响，但影响程度不大（明艳，2006）。本研究表明，社区内部的收入差距也会对个人的健康产生影响。截距模型的估计结果显示，基尼系数越高，该社区的居民越趋向于健康的自评。这似乎与以往的研究结论不符。以往的研究认为，地区的收入分配差距对个人的自评健康影响显著（Kennedy et al, 1998; Soobader & Le Clere, 1999; Fiscella & Franks, 2000; Blakely et al, 2001）。地区内部收入分配差距较大会导致当地居民之间信任感丧失和社会凝聚力降低，在这种社会环境下，犯罪或自我伤害等行为可能增加，从而影响个人的健康状况。同时，收入分配不平等可能导致居民对教育、医疗、住房等人力资本或社会资本投资的意愿降低，从而对个人的健康状况产生不利影响。

收入分配差距既可以直接影响社区内居民的自评健康,也可以通过个人的收入影响居民的健康状况。值得注意的是,基尼系数在收入斜率模型的作用方向与截距模型中的效应方向相反,表明收入分配差距从不同途径以相反方向同时影响成年人的自评健康。在个人收入的斜率模型中,在控制了其他自变量后,个人收入水平越高,自评健康状况为良好的概率越高,但收入差距削弱了个人收入对健康的影响程度。基尼系数和个人收入在3000~7000元之间的交互影响在统计上显著。基尼系数在收入斜率模型的回归系数为负,表明社区收入分配差距越大,中等收入和低收入人群的健康差异越小。个人收入在7000元以上与基尼系数的交互影响回归系数为负,表明收入差距过大也会不利于高收入者的健康,但这种影响在统计上不太显著。总体来看,收入差距过大不利于低收入人群的健康,同时也不利于中等收入者的健康。可见,收入差距对健康的影响是双向的。

尽管在单因素分析中社区居民的平均受教育年限与其平均自评健康水平具有较强的相关关系,但我们观察截距模型的估计结果可以发现,在控制了其他自变量后,社区居民的平均受教育年限对其自评健康无显著的影响。这反映出社区的整体文化水平对自评健康的直接影响实际上体现的是个人受教育程度对健康的作用,社区居民受教育年限并没有对其自评健康产生直接影响。

人均收入是反映社区经济环境的重要指标。模型结果显示,社区的人均收入水平对成年人的自评健康并没有显著的直接影响。

反映社区医疗卫生服务条件的两个指标——与医疗机构的平均距离和每万人拥有的医生数对成年人的自评健康没有显著的直接影响。

在单因素分析中,东部、中部和西部地区之间的自评健康水平存在差异,位于东部和中部地区的社区自评健康水平为92.3%,位于西部地区的社区自评健康水平为89%。但考虑了社区的社会经济特征变量后,不同地区之间的自评健康差异不显著,表明地区之间的自评健康差异是由不同地区之间的社会经济差异造成的。

从模型的估计信度来看,最终模型的估计信度为 0.454,满足了分层模型对参数可靠度的基本要求。模型最终的方差为 0.219,方差减少比例 =(0.271 - 0.219)/0.271 = 18.8%。最终模型的方差成分在统计上仍然显著,表明还有未考虑的社区因素可以解释不同社区之间的健康差异。

6.2 日常生活自理能力(ADL)影响因素的分层分析

日常生活自理能力反映了中老年人的身体功能状况,与自评健康相比,它是一个衡量健康的更为客观的指标。在本研究中,日常生活自理能力(ADL)分为"能完全自理"和"不能完全自理"两类。

与建立自评健康的分层模型类似,我们首先建立不包括任何自变量的零模型。结果显示,该模型的方差成分 U0 为 0.952,回归系数 G00 = -2.04,社区中老年人 ADL 为不能完全自理的概率期望值为 $1/\{1 + \exp(-2.04)\} = 0.115$,不同社区中老年人 ADL 为不能完全自理的概率在(0.02, 0.47)之间。模型的方差在统计上显著,表明不同社区中老年人之间的 ADL 差异显著,因此需要加入代表社区特征的自变量对不同社区中老年人的健康差异进行解释。

其次,建立仅包括层一自变量的随机截距模型。模型结果显示,在加入个人特征变量后,模型的估计信度为 0.417,表明模型的估计结果是比较可靠的。各自变量的估计结果表明,生活方式对日常生活自理能力具有显著影响。在其他自变量保持不变的条件下，过去一年从不喝酒的中老年人日常生活不能完全自理的概率高于适量喝酒的老年人。营养不良和肥胖对日常生活是否能完全自理具有显著影响。营养不良的中老年人日常生活能完全自理的发生比为体质正常者的 0.589 倍，肥胖者日常生活不能完全自理的发生比是体质正常者的 0.616 倍。

该模型中各变量的显著性与第 4 章的分析结果基本一致，但回归系数的大小发生了一些变化。与第 4 章运用传统回归分析结果相似的是，受教育程度和个人收入对中老年人的日常生活自理能力状况没有显著的影响。

表 6-6 仅包含层一变量的中老年人 ADL 分层模型回归分析结果

固定效应		回归系数	标准误	显著度	发生比率
截距1，B0	截距2，G00	-12.352	1.316	0.000	0.000
年龄 斜率，B1	截距2，G10	0.146	0.011	0.000	1.157
性别 斜率，B2	截距2，G20	0.609	0.223	0.007	1.838
有医疗保险 斜率，B3	截距2，G30	0.300	0.214	0.161	1.350
膳食活动知识知晓度 斜率，B4	截距2，G40	-0.028	0.021	0.189	0.973
小学 斜率，B5	截距2，G50	0.143	0.191	0.453	1.154
初中 斜率，B6	截距2，G60	-0.075	0.302	0.805	0.928
高中及以上 斜率，B7	截距2，G70	-0.520	0.428	0.225	0.595
从不喝酒 斜率，B8	截距2，G90	1.237	0.325	0.000	3.444
几乎每天喝酒 斜率，B9	截距2，G100	0.607	0.407	0.136	1.835
营养不良 斜率，B10	截距2，G110	0.589	0.261	0.024	1.803
肥胖 斜率，B11	截距2，G120	0.616	0.247	0.013	1.851
有配偶 斜率，B12	截距2，G130	-0.224	0.177	0.207	0.799
中等收入 斜率，B13	截距2，G140	-0.043	0.188	0.821	0.958
高收入 斜率，B14	截距2，G150	-0.235	0.231	0.310	0.791
吸烟时间 斜率，B15	截距2，G160	0.004	0.005	0.400	1.004
方差成分					
截距1，U0		0.872			
参数估计的可靠性		0.417			

尽管个体因素中性别、体质指数（BMI）、喝酒频率对 ADL 具有不同程度的影响，但仍然有大量的健康差异并不能用个体因素解释，而且零模型的结果也显示，不同社区之间的中老年人日常生活自理能力存在显著差异。因此可以判断，不同社区之间的特征差异对日常生活自理能力具有影响，而且社区因素与个体因素之间存在交互影响。我们建立完全模型来分析个人特征和社区特征对 ADL 的共同影响以及不同层次因素之间的交互影响。

在截距模型中，我们保留所有的社区变量。在斜率模型中，由于 HLM 模型估计的复杂性导致无法一次性加入所有的社区变量，因为这样会使模型最终很难收敛。经过多次运算拟合后选入了具有统计显著性的变量，最终的模型如下：

层一模型：

$$\text{Prob}(Y=1 \mid B) = P$$

$\log[P/(1-P)] = B0 + B1*（年龄）+ B2*（性别）+ B3*（有医疗保险）+ B4*（膳食活动知识知晓度）+ B5*（小学）+ B6*（初中）+ B7*（从不喝酒）+ B8*（几乎每天喝酒）+ B9*（营养不良）+ B10*（肥胖）+ B11*（有配偶）+ B12*（中等收入）+ B13*（高收入）+ B14*（吸烟时间）+ B15*（高中及以上）$

层二模型：

$B0 = G00 + G01*（郊区村）+ G02*（县城居委会）+ G03*（村）+ G04*（与医疗机构的平均距离）+ G05*（基尼系数）+ G06*（每万人拥有医生数）+ G07*（平均受教育年限）+ G08*（人均收入）+ G09*（东部地区）+ G010*（中部地区）+ U0$

$B1 = G10$

$B2 = G20$

$B3 = G30$

$B4 = G40 + G41*（郊区村）$

$B5 = G50 + G51*（人均收入）$

$B6 = G60 + G61*（人均收入）$

B7 = G70

B8 = G80

B9 = G90

B10 = G100

B11 = G110

B12 = G120 + G121 * (基尼系数)

B13 = G130

B14 = G140

B15 = G150 + G151 * (人均收入)

表6-7 中老年人 ADL 影响因素的分层模型回归分析最终结果

固定效应	回归系数	标准误	显著度	发生比率
截距1, B0				
截距2, G00	-11.057	1.635	0.000	0.000
郊区村, G01	-7.304	2.862	0.012	0.001
县城居委会, G02	0.999	0.405	0.015	2.717
村, G03	-0.163	0.409	0.690	0.849
与医疗机构的平均距离, G04	-0.002	0.031	0.941	0.998
基尼系数, G05	-0.066	0.981	0.947	0.936
每万人拥有医生数, G06	-0.001	0.001	0.552	0.999
平均受教育年限, G07	-0.016	0.093	0.860	0.984
人均收入, G08	0.000	0.000	0.006	1.001
东部地区, G09	0.635	0.339	0.062	1.887
中部地区, G010	-0.108	0.279	0.699	0.898
年龄 斜率, B1				
截距2, G10	0.150	0.012	0.000	1.162
女性 斜率, B2				
截距2, G20	0.654	0.231	0.005	1.923
有医疗保险 斜率, B3				
截距2, G30	0.340	0.231	0.141	1.404

续表

固定效应	回归系数	标准误	显著度	发生比率
膳食活动知识知晓度 斜率,B4				
截距2,G40	-0.046	0.023	0.043	0.955
郊区村,G41	0.174	0.065	0.008	1.190
小学 斜率,B5				
截距2,G50	-0.439	0.405	0.279	0.645
人均收入,G51	0.000	0.000	0.090	1.000
初中 斜率,B6				
截距2,G60	1.240	0.616	0.044	3.456
人均收入,G61	0.000	0.000	0.045	1.000
从不喝酒 斜率,B7				
截距2,G70	1.275	0.336	0.000	3.580
几乎每天喝酒 斜率,B8				
截距2,G80	0.568	0.417	0.173	1.764
营养不良 斜率,B9				
截距2,G90	0.596	0.267	0.026	1.816
肥胖 斜率,B10				
截距2,G100	0.608	0.256	0.018	1.837
有配偶 斜率,B11				
截距2,G110	-0.256	0.184	0.165	0.774
中等收入 斜率,B12				
截距2,G120	-1.395	0.722	0.053	0.248
基尼系数,G121	2.874	1.462	0.049	17.705
高收入 斜率,B13				
截距2,G130	-0.146	0.249	0.557	0.864
吸烟时间 斜率,B14				
高中及以上 斜率,B15				
截距2,G140	0.006	0.005	0.235	1.006
截距2,G150	-2.359	1.122	0.035	0.095
人均收入,G151	0.000	0.000	0.022	1.000
方差成分				
截距1,U0	0.825			
参数估计的可靠性	0.390			

首先，我们可以通过截距模型考察社区特征对中老年人 ADL 的直接影响，这种影响反映的是社区特征对社区内所有中老年人健康的影响。结果表明，不同社区的中老年人 ADL 水平显著不同（$P<0.05$）。居住在郊区村的中老年人日常生活不能完全自理的概率低于居住在城市居委会的中老年人。居住在县城居委会的中老年人日常生活不能完全自理的概率高于城市居委会的中老年人。村和城市居委会中老年人之间的 ADL 水平的差异在统计上不显著。同时，社区类型与中老年人膳食活动知识知晓度之间存在交互影响。这表明，在不同社区，中老年人对膳食活动知识的了解对其日常生活自理能力的影响也不同。一方面，中老年人对膳食活动知识的了解可以减小 ADL 为不能完全自理的可能性；另一方面，在郊区村，中老年人膳食活动知识知晓度对日常生活自理能力的影响大于城市居委会内中老年人膳食活动知识知晓度对 ADL 的影响。这可能是由于郊区村中老年人对营养健康知识的了解程度本身比城市地区低，加强其对膳食活动知识的了解，将明显改善他们的膳食营养状况和生活方式，从而改善其日常生活自理能力。因此，加强健康教育，增加郊区村社区居民对健康的膳食活动知识的了解度，将有利于促进其健康水平。

社区的经济发展水平对社区居民日常生活自理能力具有显著影响。社区的人均收入越高，当地居民的日常生活自理能力越强，但它的影响程度较小。这一结论证明了社区经济发展水平对健康的影响并不仅仅体现的是个人经济收入对健康产生的总和效应，个人经济收入和社区的经济发展水平体现的是两种不同因素对健康的影响。国外对社区经济环境对健康的影响有许多不同结论。有研究认为，社区的社会经济环境对个人健康或死亡风险有独立影响，但这种影响程度大大小于个人的社会经济特征对健康的独立影响。也有一些研究发现，在控制了个人的社会经济特征后，社区的社会经济环境对个人健康和死亡风险的影响在统计上不再显著。Robert（1998）发现，虽然社区的社会经济环境对慢性病患病的种类、数量和自评健康具有显著影响，但对身体功能损害没有显著作用。Reijneveld（1998）发现，在控制了个人的社会经济特征后，社区的社会经济特征等变量对自评健康和身体病症的作用变得不再显著。我们的研究证明，不仅个人收入对 ADL 影响显著，社区的人均收入对健康也有独立作用。经济条件更好的社区的基础设施更完善，具有更好的居住环境，因此这些外部因素可以改善当地居民的生活环境，提高所有居民的健康水平。

除了直接影响外，社区的经济发展水平还可以通过个人的受教育程度影响日常生活自理能力。人均收入越高的社区，受教育程度对日常生活自理能力的影响程度越大，但这种交互影响的程度很小。

在仅包含个人特征的模型中，受教育程度对 ADL 的影响不显著。在采用了加入社区特征的分层模型后，受教育程度对日常生活自理能力的影响变得显著，表明受教育程度与社区的经济特征交互在一起对中老年人的日常生活自理能力产生影响。在控制了其他变量后，受教育程度为高中的中老年人 ADL 下降的发生比是未上过学的中老年人的 0.09 倍，但小学、初中学历的中老年人与未上过学的中老年人之间的 ADL 水平差异不显著。

社区的收入差距对社区中老年人日常生活自理能力的平均水平没有显著影响，但它通过个人收入对日常生活自理能力产生间接影响。中等收入者的日常生活自理能力比低收入者的日常生活自理能力更强。社区的收入差距越大，对日常生活自理能力的影响越强。这与自评健康模型中收入差距对自评健康的影响方向正好相反。在自评健康的多层模型中，社区收入差距越大，高收入对自评健康的影响程度越小。这也证明了我们采用的健康指标反映的内容不同。自评健康在更大程度上反映了一个人的心理健康状态,过大的收入差距削弱了居民之间的信任感,从而产生更多的消极情绪,从而给健康带来不利影响。医学心理学的研究表明,情绪状态及其所伴随的生理反应直接影响免疫系统的功能,积极的情绪状态会增强免疫系统的功能,而消极的情绪状态则会减弱免疫系统的功能。另外,情绪可以改变信息到达大脑时的舒适感,因此人们对自己身体症状或健康状况的评价和判断常常受到自身情绪的左右(乔建中,2002)。而日常生活自理能力反映的是个人的身体功能状况,收入差距大,对高收入者更为有利,高收入群体可以充分利用他们优越的经济条件获得更好的医疗服务、卫生保健和更好的居住环境,以此保持身体功能的完好。

东部地区与西部地区之间中老年人的日常生活自理能力水平差异显著。在控制了其他影响因素后,东部地区的社区中老年人 ADL 为不能完全自理的发生比是西部地区的 1.887 倍。按照尹德挺(2006)对高龄老人健康差异的解释,这种地区之间的日常生活自理能力差异与东西部地区的气候环境、慢性病发病类型的不同密切相关。我们认为,这是由不同地区的慢性病病死率的高低差异造成的。由于西部地区的社会经济条件和医疗卫生条件都比东部地区差,因此西部地区中老年人的病死率更高,而东部地区人口病死率低,因此表现出东部地区中老年人日常生活不能完全自理的程度要高于西部。

社区与医疗机构的距离对中老年人 ADL 的影响仍然不显著。

模型的参数可靠性为 0.390,表明模型对参数的估计结果是可信的。我们根据随机成分中方差的变化来观测社区变量对中老年人 ADL 差异的解释程度。$R^2 = (0.952 - 0.825)/0.952 = 13.3\%$。这表明模型采用的社区变量解释了社区之间中老年人健康平均水平差异的 13.3%。这说明还存在其他一些社区变量影响当地中老年人的健康水平,这还有待进一步研究。

6.3 工具性日常活动能力（IADL）影响因素的分层分析

与之前建立的分层模型类似，首先建立不含任何自变量的零模型，以此作为判断最终模型解释能力的依据。零模型的结果显示，在不包含任何自变量的条件下，层二的方差 U0 为 0.756，在统计上十分显著，表明不同社区的中老年人 IADL 水平存在显著差异，需要加入层二的社区变量对中老年人的工具性日常活动能力进行进一步的解释。

表 6-8　仅包含层一变量的中老年人 IADL 分层模型回归分析结果

固定效应		回归系数	标准误	显著度	发生比率
截距1, B0	截距2, G00	-7.411	1.262	0.000	0.001
年龄 斜率, B1	截距2, G10	0.117	0.012	0.000	1.124
性别 斜率, B2	截距2, G20	0.369	0.233	0.113	1.446
有医疗保险 斜率, B3	截距2, G30	0.441	0.228	0.052	1.555
膳食活动知识知晓度 斜率, B4	截距2, G40	-0.045	0.019	0.020	0.956
小学 斜率, B5	截距2, G50	-0.727	0.210	0.001	0.483
初中 斜率, B6	截距2, G60	-0.880	0.291	0.003	0.415
高中及以上 斜率, B7	截距2, G70	-1.429	0.397	0.001	0.240
从不喝酒 斜率, B8	截距2, G90	0.614	0.260	0.018	1.848
几乎每天喝酒 斜率, B9	截距2, G100	-0.136	0.368	0.711	0.873
营养不良 斜率, B10	截距2, G110	0.598	0.267	0.025	1.819
肥胖 斜率, B11	截距2, G120	0.290	0.216	0.180	1.336
有配偶 斜率, B12	截距2, G140	-0.352	0.172	0.041	0.703
中等收入 斜率, B13	截距2, G150	-0.308	0.182	0.091	0.735
高收入 斜率, B14	截距2, G160	-0.522	0.230	0.023	0.593
吸烟时间 斜率, B15	截距2, G130	0.005	0.006	0.353	1.005
方差成分					
截距1, U0		0.743			
参数估计的可靠性		0.443			

我们将表6-8中仅包含层一变量的分层模型结果与第4章对IADL运用传统回归模型分析的结果进行对比，结果表明，除了收入以外，其他变量的影响方向和影响程度在两种模型中基本一致。在传统的回归模型中，高收入对IADL有促进作用，但考虑到居民嵌套于社区的数据特征后，收入的影响不再显著，可见传统的回归分析加大了犯I类错误的可能性。

考虑到个人IADL的影响因素中有一部分是社区的差异造成的，最终模型加入社区的特征变量，由此考察其对个人健康的影响以及各层变量之间的交互影响。经过多次运算拟合后，建立的模型如下：

层一模型：

$$\text{Prob}\ (Y=1\mid B) = P$$

$\log[P/(1-P)] = B0 + B1*（年龄）+ B2*（性别）+ B3*（有医疗保险）+ B4*（膳食活动知识知晓度）+ B5*（小学）+ B6*（初中）+ B7*（从不喝酒）+ B8*（几乎每天喝酒）+ B9*（营养不良）+ B10*（肥胖）+ B11*（有配偶）+ B12*（中等收入）+ B13*（高收入）+ B14*（吸烟时间）+ B15*（高中及以上）$

层二模型：

$B0 = G00 + G01*（郊区村）+ G02*（县城居委会）+ G03*（村）+ G04*（与医疗机构的平均距离）+ G05*（基尼系数）+ G06*（每万人拥有医生数）+ G07*（平均受教育年限）+ G08*（人均收入）+ G09*（东部地区）+ G010*（中部地区）+ U0$

$B1 = G10 + G11*（郊区村）$

$B2 = G20$

$B3 = G30$

$B4 = G40 + G41*（平均受教育年限）$

$B5 = G50 + G51*（人均收入）$

$B6 = G60 + G61*（郊区村）$

$$B7 = G70$$
$$B8 = G80$$
$$B9 = G90$$
$$B10 = G100$$
$$B11 = G110$$
$$B12 = G120$$
$$B13 = G130$$
$$B14 = G140$$
$$B15 = G150 + G151 * (人均收入)$$

表6-9 中老年人 IADL 影响因素的分层模型回归分析最终结果

固定效应	回归系数	标准误	显著度	发生比率
截距1, B0				
截距2, G00	-2.114	2.933	0.472	0.121
郊区村, G01	2.509	1.800	0.165	12.292
县城居委会, G02	1.109	0.369	0.003	3.033
村, G03	0.673	0.362	0.064	1.960
与医疗机构的平均距离, G04	0.048	0.025	0.057	1.049
基尼系数, G05	1.141	0.764	0.137	3.131
每万人拥有医生数, G06	0.000	0.001	0.705	1.000
平均受教育年限, G07	-1.278	0.431	0.004	0.279
人均收入, G08	0.000	0.000	0.061	1.000
东部地区, G09	0.543	0.290	0.062	1.722
中部地区, G010	0.228	0.239	0.340	1.257
年龄 斜率, B1				
截距2, G10	0.137	0.012	0.000	1.147
性别 斜率, B2				
截距2, G20	0.515	0.212	0.016	1.673
医疗保险 斜率, B3				
截距2, G30	0.626	0.210	0.003	1.870
膳食活动知识知晓度 斜率, B4				
截距2, G40	-0.201	0.065	0.002	0.818
平均受教育年限, G41	0.026	0.010	0.010	1.026

续表

固定效应	回归系数	标准误	显著度	发生比率
小学 斜率,B5				
截距2,G50	-1.190	0.343	0.001	0.304
人均收入,G51	0.000	0.000	0.039	1.000
初中 斜率,B6				
截距2,G60	-1.019	0.324	0.002	0.361
郊区村,G61	1.902	0.558	0.001	6.699
从不喝酒 斜率,B7				
截距2,G70	0.517	0.246	0.036	1.676
几乎每天喝酒 斜率,B8				
截距2,G80	-0.212	0.331	0.521	0.809
营养不良 斜率,B9				
截距2,G90	0.642	0.258	0.013	1.900
肥胖 斜率,B10				
截距2,G100	0.279	0.238	0.243	1.321
有配偶 斜率,B11				
截距2,G110	-0.426	0.169	0.012	0.653
中等收入 斜率,B12				
截距2,G120	-0.204	0.173	0.241	0.816
高收入 斜率,B13				
截距2,G130	-0.317	0.217	0.145	0.729
吸烟时间 斜率,B14				
高中及以上 斜率,B15				
截距2,G140	0.005	0.005	0.261	1.005
截距2,G150	-1.894	0.830	0.023	0.150
人均收入,G151	0.000	0.000	0.137	1.000
方差成分				
截距1,U0	0.489			
参数估计的可靠性	0.333			

从模型的整体估计情况看,最终模型的参数估计可靠性为0.333,表明参数估计的结果是可以接受的。最终的方差成分为

0.489，与零模型相比，方差减少比例 R^2 = (0.756 - 0.489)/0.756 = 35.3%，表明模型采用的社区变量解释了社区之间中老年人健康差异的 35.3%。

从社区变量对中老年人 IADL 的直接影响来看，县城居委会和村的中老年人平均 IADL 水平低于城市居委会中老年人，这种差异在统计上非常显著。这也与第 4 章中直接将居住地作为个体变量分析的结果一致。农村地区（包括县城居委会和村）的中老年人 IADL 水平低于城市，但郊区村与城市居委会中老年人的 IADL 水平差异不显著。与此同时，社区与中老年人受教育程度之间存在一定交互影响。郊区村初中学历的与未上过学的中老年人之间的自评健康差异大于城市社区的这种受教育程度差异。这与自评健康的影响因素有类似之处。大力发展农村地区的教育事业，可以有效改善当地居民的健康水平，提高农村居民的健康素质。

与医疗机构的平均距离尽管在自评健康分层模型和 ADL 分层模型中并不显著，但研究发现，它对中老年人 IADL 的影响非常显著。社区与医疗机构的平均距离越长，该社区中老年人的 IADL 水平越差。许多研究表明，生活自理能力与慢性病的患病数量和患病率有较强的相关关系，因此，与医疗机构的平均距离对 IADL 的影响体现了医疗卫生服务的可及性对居民的患病状况的影响。在考虑如何提高居民健康质量时，应该把缩小社区与医疗机构之间的距离，提高社区的医疗卫生服务水平作为重要途径。

社区中老年人的平均受教育年限对其 IADL 水平具有显著的促进作用。社区中老年人的平均受教育年限越高，其 IADL 状况越好。社区中老年人平均受教育年限对 IADL 的影响表明，IADL 不仅受到个人受教育程度的影响，社区的整体文化水平也会对它产生影响，二者对 IADL 的影响是两种不同层次的作用。平均受教育年限较长的社区可以营造更好的文化氛围，由于 IADL 受到脑力条件的影响，居民可以在良好的文化氛围中提高自己的智力水平，这种整体的文化氛围有利于保持 IADL 较高的水平。社区的文化水平可以通过个人特征对 IADL 产生影响。个人膳食活动知识知晓度越高，IADL 的状况越好。

人均收入对社区中老年人的 IADL 水平也有显著影响，但影响程度比较微弱。我们可以根据斜率模型观察社区收入水平通过个人特征对健康产生的间接影响。分层模型的结果显示，社区的收入水平越高，当地中老年人的 IADL 水平越高；与此同时，经济发展水平也可以通过个人的受教育程度影响个人的 IADL 状况。人均收入越高的社区，小学学历的和未上过学的中老年人之间的健康状况差异越大，但这种交互影响的程度很小。

居住在东部地区的中老年人 IADL 为不能完全自理的概率高于西部地区，这与 ADL 的地区差异表现得一致。由于生活自理能力与慢性病发病密切相关，而慢性病的患病率和病死率的地区差异受到各地的医疗卫生条件和社会经济发展水平的影响，由此导致了一些东部地区中老年人发生残障的概率较高。可见，虽然良好的社会经济环境可以对居民的健康水平起到促进作用，但是长寿却不健康的事实是经济条件更为优越的东部地区无法回避的现实问题。

6.4 小结

通过利用分层模型对成年人健康状况进行因素分析，我们可以总结出以下几点结论。

第一，不同社区的成年人健康状况存在差异。居住在县城居委会的成年人自评健康状况比城市社区差，其日常生活自理能力和工具性日常活动能力也比城市社区的成年人差。居住在郊区村的成年人的日常生活自理能力比居住在城市社区的成年人好。居住在农村的成年人自评健康状况比城市社区差，工具性日常活动能力也更差。城市社区和县城居委会的农业人口比例都较低，但城市比县城具有更好的医疗条件和卫生保健条件，因此总的看来城市社区的成年人健康状况是好于县城居委会的。郊区村与城市社区相比，二者都是 CHNS 中的城市调查点，它们可能在医疗卫生服务质量上具有相同性，但郊区村的农业人口比例较高。在农村辅助工具条件匮乏，这使农村老年人不得不靠自己完成日常的生活活动，这种经常性的活动使他们比城镇老人具备了更强的日常生活自理能力，因此对生活环境的适应性才是解释高龄老人在日常生活自理能力方面存在城乡差异的最主要原因（曾毅等，2004）。但从 IADL 的差异来看，由于 IADL 是老年人独立自主（autonomy）的常见指标，它更多地需要一些脑力活动才能完成，这使农村的老年人在这方面的能力上更显匮乏。

社区的类型也通过个人的特征对健康状况产生影响。在城市社区，成年人的受教育程度对自评健康的影响不如县城居委会、郊区村和村社区的个人受教育程度对健康的影响程度大。尤其是从成年人的自评健康来看，在考虑到了社区类型与个人受教育程度之间的交互影响后，个人受教育程度对自评健康的影响不再显著，这表明不同受教育程度的成年人之间的自评健康差异是由居住在不同类型的社区接受的教育程度不同而造成的。居住在城市地区的成年人具有更高的受教育程度，因而表现出不同受教育程度的成年人之间自评健康的差异。但考虑到社区与个人受教育程度的交互影响后，个人的受教育程度对 ADL 和 IADL 的影响依然显著。

第二，社区的经济发展水平对个人健康的影响。社区的人均收入对个人的 ADL 和 IADL 都有显著的直接影响。与此同时，社区的人均收入越高，社区居民个人受教育程度对健康的影响越大，但社区人均收入与个人受教育程度的交互影响程度不大。因此可以根据不同特点的社区制定不同的健康促进政策，有效提高居民的健康水平。

第三，社区医疗卫生服务条件对健康的影响。社区每万人拥有的医生数量对三个健康变量的影响都不显著。这可能与指标的选择有很大关系。我们选用的每万人拥有的医生数量仅仅指的是社区内的医生数量，地域范围较窄。由于我国卫生资源的有限性，以及社区卫生服务还刚刚起步，所以很多居民并不是在社区内就医，因此采用社区拥有的医生数量来反映社区医疗卫生条件对健康的影响并不是一个很好的指标。如果有更高一级的地域单位的医疗设施指标来衡量其对健康的影响更加合适。尹德挺（2006）利用省级的医疗条件因子对高龄老人的生活自理能力进行研究时发现，省级的医疗条件是影响我国高龄老人生活自理能力的主要因素。我们的研究表明，社区与医疗机构的平均距离对中老年人的日常生活自理能力具有显著的影响。离医疗机构越远，IADL为不能完全自理的概率越高。因此，有效地改善本地的医疗服务水平，降低居民就医时的经济成本和距离成本，可以在一定程度上改善其健康水平。

第四，社区内居民收入差距对个人的健康具有不同方向和程度的影响。收入差距对自评健康的影响途径较为复杂。一方面，收入差距越大，社区居民的自评健康水平越高。与此同时，收入差距越大，中等收入者与低收入者的自评健康差异越小。在对日常生活自理能力的影响中，收入的差距又加大了个人收入对ADL的影响程度。收入差距和个人收入的交互影响在分析不同健康指标时表现得不同，这是由于自评健康和日常生活自理能力反映的内涵有所不同。自评健康更多地受到个人情绪的影响，而收入差距过大给社区居民带来了不稳定和消极的情绪。而日常生活自理能力更加客观地反映了个人的健康状况，收入差距过大有利于高收入者享有更好的医疗服务和居住环境等，从而有利于保持个人的健康。

第五，社区的平均受教育年限越长，IADL为不能完全自理的概率越低。这也反映了 IADL 更多地受到个人的受教育年限状况的影响。社区居民的文化发展水平可以造就社区特有的文化背景、行为方式和风俗习惯，它可以渗透到社区居民生活的各个方面，人们在相互交流中形成相似的健康价值观念和健康意识。这种文化氛围有利于提高所有居民对疾病和健康的认知水平和认识程度，并影响人们为预防疾病、促进健康而采取行动的自觉程度。

另外，社区的平均受教育年限与个人的受教育年限交互影响。社区的平均受教育年限越长，大专及以上成年人与未上过学成年人之间的健康状况差异越小。

第六，东部社区和西部社区成年人在 ADL 和 IADL 上的差异明显。尽管东部地区的经济发展水平明显高于西部地区，但由于东部地区的病死率更高，因此东部地区（辽宁、山东）的社区居民 ADL 和 IADL 比西部地区（贵州、广西）差。

第七，尽管我们在分析中考虑了社区的经济发展水平、文化发展程度以及医疗卫生条件等特征，不同社区居民之间的健康状况差异仍然显著，这表明还有一些没有研究的社区特征在对个人的健康产生作用。

第7章 结论与思考

本书第 4 章分析了中国成年人自评健康、日常生活自理能力和工具性日常活动能力的个体影响因素,第 5 章分析了 1997~2004 年间成年人的健康动态变化及其影响因素,第 6 章从个体角度和环境角度同时分析个体因素和社区因素对成年人健康水平的共同影响以及不同层次因素之间的交互影响。

7.1 主要结论

7.1.1 个体因素对健康水平及其动态变化的作用

第一,个体因素对成年人健康的影响并不完全一致,这体现在性别、收入和体质指数的影响上。在年轻时期,男性和女性之间的健康状况差异并不明显,到了中年以后,不同性别成年人的健康状况差异才开始变得显著。对于 20~39 岁和 40~55 岁的成年人而言,各收入水平之间的健康差异显著;对于 55 岁以上成年人而言,收入高于 7000 元与收入低于 3000 元的群体之间健康状况差异显著,但中低收入者的健康状况差异不显著。营养不良给 20~39 岁和 55 岁以上成年人的健康带来不利影响,而肥胖则是 40~55 岁中年人面临的主要问题。

第二,受教育程度是影响成年人健康的重要因素,它对青年、中年和老年三个年龄段的成年人自评健康状况的影响表现出了很高的一致性。受教育程度越高,成年人的自评健康状况和生活自理能力越好，但大专及以上成年人的自评健康状况比高中文化程度的成年人更低一些。由于分析中有很多因素无法进行量化，如工作环境、社会心理资源（包括自我调控能力和社会支持），这些因素都是导致成年人自评健康状况差异的原因。

第三，收入作为反映个人社会经济地位的主要指标，虽然它与受教育程度具有较强的相关性，但它代表的是个人的消费能力，因此在控制了受教育水平后，较高的收入仍然能够对健康起到积极的作用。对于中青年而言，不同收入层的人群的自评健康差异非常显著，但对于55岁以上的中老年人而言，收入与健康的关系并不是线性的关系。只有收入达到了一个较高的水平后，才会促进中老年人的自评健康状况和生活自理能力的改善。

第四，收入的增加有利于延缓健康状况的下降。收入的增幅越大，健康状况下降的概率越低，收入降低或收入增加幅度较小都会促使健康状况下降的概率增大。基期年收入高的成年人健康下降的概率明显低于基期年收入低的成年人，中等收入和低收入成年人之间的 IADL 下降差异不显著。不仅如此，收入增长幅度越大，自评健康状况和 IADL 下降的概率越低。

第五，成年男性和女性之间的健康状况差异不仅体现在健康的水平上，也体现在健康变化的速度上。青年时期的男性和女性的健康差异不太明显，到了40岁以后，这种性别差异开始变得明显。55岁以上男性的自评健康、ADL 和 IADL 都好于女性。虽然我国女性的平均预期寿命高于男性，但女性的生存质量比男性差。

第六，生活方式（吸烟、喝酒）不能解释不同受教育程度成年人之间的健康状况差异。相反，受教育程度高的成年人更难形成健康的生活方式，这种生活方式与受教育程度之间的相互影响削弱了受教育程度对健康的促进作用。吸烟时间对健康的动态变化具有显著的影响。烟龄越长，健康状况下降的概率越大。适量喝酒对健康的水平和动态变化都有积极的影响。喝酒频率与健康的关系更多地体现的是健康对喝酒频率的影响，自评健康状况越好的成年人喝酒频率越高，而从不喝酒的成年人的自评健康状况更差。

第七，对膳食活动知识的了解有助于保持健康的身体功能状态。尽管对膳食活动知识的了解在一定程度上受到受教育程度的影响，但对膳食活动知识的了解程度并不完全受个人受教育程度的影响，它对健康状况有独立的解释作用。

第八，体质状况是影响我国成年人健康的最主要因素之一。营养不良的成年人的自评健康状况更差，日常生活自理能力和工具性日常活动能力也更差。虽然我国的经济正在以前所未有的速度发展，但是依然没有摆脱经济落后的压力。我国居民营养不良的发生率正在降低，但营养不良对我国居民健康的危害仍然很大。尤其是对于青年人和老年人而言，营养不良对健康的影响非常大，而肥胖是中年人面临的主要健康问题。对于55岁以上的中老年人而言，营养不良会导致自评健康状况变差和生活不能完全自理的概率增加，同时肥胖也会降低中老年人的日常生活自理能力。

第九，婚姻变动并没有对健康状况变化产生显著影响。随着年龄的增长，丧偶的可能性也随之升高，因此婚姻变动与健康变化之间的关系更多地体现的是年龄效应对婚姻变动的影响。由于本文研究的时间跨度较长，而丧偶或离婚这种突发的生活事件导致的紧张对健康的影响可能是短暂性的，因此难以在我们的研究中体现出来。

第十，医疗保险对健康的动态变化具有不同程度的影响。没有医疗保险的成年人自评健康和IADL下降的概率都较高。在个体健康的影响因素模型中，是否有医疗保险对健康没有显著影响。医疗保险与个人的社会经济地位密切相关，总体而言，受教育程度更高的人群具有更高的职业地位,而在我国的经济体制下,职业是保障个人医疗保险的重要因素。城乡分割的二元体制也导致了农村人口和城市人口在医疗保险享有上的差异。因此医疗保险在单因素分析中对健康的影响可能反映的是个人社会经济地位对健康的作用。

7.1.2 社区环境对成年人健康的影响

第一,不同社区的成年人之间自评健康状况存在差异。居住在县城居委会的成年人自评健康状况差于城市社区,其日常生活自理能力和工具性日常活动能力也比城市社区的成年人差。居住在郊区村的成年人日常生活自理能力比居住在城市社区的成年人强。居住在农村的成年人自评健康状况比城市社区成年人差,工具性日常活动能力也更差。城市社区和县城居委会的农业人口比例都较低,但城市比县城具有更好的医疗条件和卫生保健条件,因此总的看来,城市社区的成年人自评健康状况是好于县城居委会成年人的。而居住在农村地区的成年人经常从事体力劳动,因而他们比城市社区成年人具有更强的日常生活自理能力。

在不同类型的社区,个人的受教育程度对健康的影响程度不同。在考虑到了社区类型与个人受教育程度之间的交互影响后,个人受教育程度对健康的影响不再显著,这表明不同受教育程度成年人之间的自评健康状况差异是由于居住在不同类型的社区接受的教育程度不同而造成的。但考虑到社区与个人受教育程度之间的交互影响后,个人的受教育程度对 ADL 和 IADL 的影响依然很显著。总体来看,不同受教育程度人群之间的自评健康状况差异很大程度上受到居住地的影响。城乡差异不仅体现的是医疗卫生服务的差异,它可以通过使不同的人群接受不同的教育而产生自评健康状况差异。而这种差异是可以通过努力缩小甚至消除的。

第二，社区的人均收入对个人的 ADL 和 IADL 都有显著的直接影响，但影响程度很小。与此同时，社区的人均收入越高，社区居民个人受教育程度对健康的影响越大，但社区人均收入与个人受教育程度的交互作用程度不大。

第三，社区的文化水平对社区内所有成年人健康产生促进作用。社区的文化水平造就社区特有的文化背景、行为方式和风俗习惯，它可以渗透到社区生活的各个方面，人们在相互交流中形成相似的健康价值观念和健康意识，这种文化氛围有利于提高所有居民对疾病和健康的认知水平和认识程度，并影响人们为预防疾病、促进健康而采取行动的自觉程度，进而提高所有社区居民的健康水平。另外，社区的平均受教育年限与个人的受教育年限交互影响。社区的平均受教育年限越高，大专及以上成年人与未上过学成年人之间的健康状况差异越小。

第四，社区内收入差距对个人的健康具有不同方向和程度的影响。一方面，收入差距越大，社区居民的自评健康水平越高。与此同时，收入差距越大，中等收入者与低收入者的自评健康状况差异越小。在对日常生活自理能力的影响中，收入的差距又加大了个人的收入对 ADL 的影响程度。收入差距和个人收入的交互影响在分析不同健康指标时表现得不同，这是由于自评健康状况和生活自理能力反映的内容不同。自评健康状况更多地受到个人情绪的影响，而收入差距过大给社区居民带来了不稳定和消极的情绪。而生活自理能力更加客观地反映了个人的健康状况，收入差距过大有利于高收入者享有更好的医疗服务和居住环境等，从而有利于保持个人的健康。

第五，东部社区和西部社区成年人在 ADL 和 IADL 上的差异明显。尽管东部地区的经济发展水平明显高于西部地区，但由于东部地区居民病死率更高，因此东部地区（辽宁、山东）的社区居民 ADL 和 IADL 比西部地区（贵州、广西）差。

第六，社区医疗卫生服务条件对健康的影响。社区每万人拥有的医生数量对三个健康变量的影响都不显著。社区与医疗机构的平均距离对中老年人的生活自理能力具有显著的影响。离医疗机构越远，IADL 为不能完全自理的概率越高。有效地改善本地的医疗服务水平，降低居民就医时的经济成本和距离成本，可以在一定程度上改善其健康水平。

7.2 政策建议

WHO 早在 1984 年制定健康指标时，就将其 28 个指标中的第一个定为健康公平。健康公平的基本概念已被公认为是一个极其重要的概念，其含义是理想中每一个社会成员都应有一个公平的机会发挥出足够的健康潜力。实现健康公平不是消灭所有的健康差别，有的自然生物学方面的差异是不可避免的。但是，我们应该采取相应的对策措施减少和消灭本可避免的引起不公平健康差别的因素，尽量使每一个人都拥有同等的、公平的健康水平和生活质量。

根据本书的研究结论，改善成年人的健康状况，延缓成年人健康状况的下降，应该考虑影响健康的个体因素和地区环境因素，从不同途径制订健康预防和健康促进的措施。

1. 加强健康教育，使人们了解到合理的膳食和生活方式是预防疾病、保持健康状态的关键。针对在全国不同阶层、不同地区、不同人群中存在的营养问题，进行多种形式的营养宣传教育活动。由于对膳食活动知识的了解并不完全受到个人受教育程度的影响，因此加强健康教育促进健康能够起到立竿见影的效果。

2. 在我国，由于经济发展的不平衡，在一定时期内营养不良、超重及肥胖是我国不同社会经济特征的居民面临的不同营养问题，因而目前在我国应针对不同收入、不同教育水平的人群制订不同的营养政策,采取不同的措施,促使社会各阶层的成年人都能形成健康的饮食习惯。

3. 由于医疗卫生服务的可及性对生活自理能力具有重要影响,因此为提高成年人生活自理能力并减少残障发生率,应当加快建立社区医疗服务,同时采用预防为主、防治结合的策略,实现人人享有基本医疗卫生服务的目标。

4. 研究表明,教育对所有年龄的人群的健康都具有重要影响,因此促进健康的政策制定过程中应当充分考虑到教育对健康的作用。加大人力资本投资,尤其是对基础教育的投资,是改善成年人健康状况的根本途径。尤其应提高农村地区居民的受教育水平,减少甚至消除城乡之间由于受教育程度差异造成的健康差异。

5. 进一步加快医疗体制改革,建立适应市场经济环境的、覆盖农村和城市的医疗保障体系。加快在农村地区推行新型合作医疗制度,减少看病难、看病贵的现象。

7.3 主要创新点

7.3.1 利用纵向数据分析中国成年人的健康状况动态变化及其影响因素

本研究运用追踪数据分析了中国成年人健康状况动态变化以及个体因素变化对健康的影响。由于以往的数据一般是横向数据,很难分析我国成年人健康的动态变化过程。本文运用了纵向数据,且跟踪时间间隔较长,因此可以分析社会因素对健康状况的动态变化的影响。此部分研究有利于我国成年人的疾病预防和健康促进。

7.3.2 利用分层模型研究个体因素和社区环境因素对健康的影响

本研究利用分层模型探讨了个人特征和社区环境特征对成年人健康的共同影响以及两种因素的交互作用，突破了以往仅从个人因素研究个人健康或用总体健康指标研究群体健康状况的局限，充分证明了社区环境差异对个体健康的作用，为我国人口健康领域的研究增加了新的内容。

7.3.3 分析不同年龄段成年人健康的影响因素并进行比较

本研究对不同年龄段成年人健康的影响因素进行了分析和比较。以往社会科学领域的健康研究大多数是对老年人进行的研究。本文不仅扩大了年龄的研究范围，并将不同年龄段成年人健康的影响因素进行分析和比较。研究表明，尽管许多因素对健康的影响在不同年龄段表现得并不一致，但社会经济地位对健康的影响在各个年龄段保持稳定，充分体现了社会经济地位是影响健康的重要因素。

7.3.4 充分证明社区环境因素对个体健康的影响

本研究充分证明了社区的社会经济特征对成年人健康的影响，这种影响并不是个体社会经济特征对健康产生影响的总和效应，而是一种独立于个人因素之外的外部因素。另外，研究也表明不同受教育程度成年人之间的自评健康差异实际上体现的是受教育程度与社区社会经济特征之间的交互影响。理解这一点对于改善我国居民健康水平具有重要的现实意义。

7.4 研究的局限和不足

第一，健康有很多衡量标准，本研究采用的自评健康这一指标不可否认地存在个人主观性，自评健康会受到不同社会经济状况的影响而产生差异。

第二，尽管本研究考虑到了影响成年人健康状况的两层因素——个体因素和社区因素，但由于所使用数据的限制，还有一些社区之间的健康差异未能被解释。另外，由于社区卫生服务体系还未完全建立，很多居民仍是跨社区就医。因此，县（市）等更高层级的行政区划的经济文化特征和医疗卫生服务可能对当地居民健康的影响更为突出。

第三，在个体因素中没有考虑到社会心理因素对健康的影响，在以后的研究中需要进一步补充。

参考文献

［中文部分］

1. 〔美〕T. 柯林·坎贝尔、〔美〕托马斯·M. 坎贝尔 II：《中国健康调查报告》，张宇晖译，吉林文史出版社，2006。
2. 〔美〕J. A. 奥尔贝奇、〔美〕B. K. 克瑞姆果尔德：《收入—地位与健康》，叶耀先总编译，中国建筑工业出版社，2002。
3. 蔡昉：《2001 年：中国人口问题报告——教育、健康与经济增长》，社会科学文献出版社，2001。
4. 蔡太生等：《个性、社会支持、应对方式及生活事件在糖尿病发生中的作用》，《中国心理卫生杂志》2003 年第 9 期。
5. 陈俊华、陈功、庞丽华：《从分层模型视角看出生人口质量的影响因素——以江苏省无锡市为例》，《中国人口科学》2006 年第 3 期。
6. 陈迎春等：《东中西部地区农村卫生发展比较（一）——社会经济与居民健康状况比较》，《中国卫生经济》2006 年第 2 期。
7. 〔美〕戴维·波普诺：《社会学》，李强等译，中国人民大学出版社，2001，第十版。
8. 邓莉等：《人群心理社会因素及综合健康水平的监测》，《中国公共卫生》2003 年第 1 期。
9. 董碧蓉、葛宁、刘关键：《社会经济地位、环境因素及个人行为对肺结核发病危险的研究》，《中华流行病学杂志》2001 年第 2 期。

10. 董旭楠：《世行报告：中国基尼系数列85位》，《数据》2006年第9期。
11. 杜乐勋、张文鸣、黄泽民等：《中国医疗卫生发展报告No.2》，社会科学文献出版社，2006。
12. 杜鹏、李强：《1994~2004年中国老年人的生活自理预期寿命及其变化》，《人口研究》2006年第5期。
13. 〔法〕菲力普·亚当、〔法〕克洛迪娜·赫尔兹里奇：《疾病与医学社会学》，王吉会译，天津人民出版社，2005。
14. 封进、秦蓓：《中国农村医疗消费行为变化及其政策含义》，《世界经济文汇》2006年第1期。
15. 冯立天、戴星翼：《中国人口生活质量再研究》，高等教育出版社，1996。
16. 傅传喜等：《居民社会经济状况与心血管病危险因素的关系》，《中国公共卫生》2003年第10期。
17. 龚幼龙、严非：《社会医学》，复旦大学出版社，2005，第二版。
18. 顾大男、曾毅：《高龄老人个人社会经济特征与生活自理能力动态变化研究》，《中国人口科学》2004年第S1期。
19. 郭志刚、李剑钊：《农村二孩生育间隔的分层模型研究》，《人口研究》2006年第4期。
20. 〔美〕沙拉姆·赫斯马特：《卫生管理经济学》，应向华译，北京大学医学出版社，2004。
21. 侯剑平：《收入假说理论与健康公平》，《云南民族大学学报（哲学社会科学版）》2007年第1期。
22. 胡光宇、李蔚东：《新健康革命》，清华大学出版社，2006。
23. 胡祖光：《基尼系数理论最佳值及其简易计算公式研究》，《经济研究》2004年第9期。
24. 姜秀花：《社会性别视野中的健康公平性分析》，《妇女研究论丛》2006 年第 4 期。

25. 李冰等：《危险及有害饮酒、酒依赖与适量饮酒引起各种损害的比较》，《中国心理卫生杂志》2003 年第 1 期。

26. 李长平、马骏：《社会经济地位与冠心病发病的关系》，《天津医科大学学报》2003 年第 2 期。

27. 李士雪、吕少丽：《人群自感健康评分及其影响因素研究》，《中国公共卫生》2003 年第 6 期。

28. 李晓松主译《多水平统计模型》，四川科学技术出版社，1999。

29. 梁万年等：《全国社区卫生服务现状调查》，《中国全科医学》2005 年第 9 期。

30. 林伯强：《中国的经济增长、贫困减少与政策选择》，《经济研究》2003 年第 12 期。

31. 林涛等：《社区老年人健康功能多维评价及影响因素》，《中国公共卫生》2003 年第 10 期。

32. 刘宝、胡善联：《社会经济变革背景下的健康不平等研究》，《中国卫生经济》2002 年第 9 期。

33. 〔美〕路易斯·珀尔、理查德·托马斯：《健康人口学》，陈功等译，北京大学出版社，2005，第二版。

34. 路遇主编《新中国人口五十年》，中国人口出版社，2004。

35. 马冠生等：《1992 至 2002 年间中国居民超重率和肥胖率的变化》，《中华预防医学杂志》2005 年第 5 期。

36. 明艳：《我国人口健康状况及影响因素研究——基于死亡/患病指标的分析》，中国人民大学博士论文，2006。

37. 庞星火等：《北京市居民营养与健康状况调查结果》，《中华预防医学杂志》2005 年第 4 期。

38. 齐佳、王小万：《贫困人群利用卫生服务的不公平状况与影响因素》，《中国初级卫生保健》2003 年第 2 期。

39. 乔建中、王云强：《情绪状态与身体健康研究的新进展》，《中国心理卫生杂志》2002 年第 10 期。
40. 乔晓春：《人口发展与健康问题：人口研究的新视角》，《人口研究》1996 年第 6 期。
41. 宋新明等：《老年人群健康功能的多维评价方法》，《国外医学（社会医学分册）》1993 年第 1 期。
42. 苏苹：《研究与人口变量有关的健康问题是新世纪深化人口研究的必然趋势》，《人口学刊》2002 年第 4 期。
43. 汤哲等：《北京市不同社会经济状况老年人的预期寿命和健康预期寿命》，《中国临床康复》2004 年第 30 期。
44. 汤哲、项曼君：《北京市老年人生活自理能力评价与相关因素分析》，《中国人口科学》2001 年第 S1 期。
45. 王陇德主编《中国居民营养与健康状况调查报告之一：2002 综合报告》，人民卫生出版社，2005。
46. 王小万等：《宁乡县农村居民收入水平对健康状况影响的研究》，《中国卫生经济》2004 年第 4 期。
47. 王艳、周燕荣：《健康不公平性问题的测量方法》，《中国卫生经济》2001 年第 5 期。
48. 〔美〕威廉·科克汉姆：《医学社会学》，杨辉等译，华夏出版社，2000，第七版。
49. 卫生部：《第三次国家卫生服务调查主要结果》，2004。
50. 〔美〕F. D. 沃林斯基：《健康社会学》，孙牧虹等译，社会科学文献出版社，1999。
51. 邬沧萍主编《社会老年学》，中国人民大学出版社，1999。
52. 武阳丰、马冠生、胡永华等：《中国居民的超重和肥胖流行现状》，《中华预防医学杂志》2005 年第 5 期。
53. 谢婧等：《河南省居民自感健康评分及其社会影响因素调查》，《郑州大学学报（医学版）》2005 年第 5 期。

54. 谢宇：《社会学方法与定量研究》，社会科学文献出版社，2006。

55. 严薇荣、饶克勤、王增珍：《中国居民吸烟与社会经济状况关系研究》，《中国公共卫生》2004年第8期。

56. 杨菊华：《多层模型在社会科学领域的应用》，《中国人口科学》2006年第3期。

57. 姚远：《站在人口科学理论思维的前沿——访邬沧萍教授》，《中国人口科学》2001年第6期。

58. 尹德挺：《中国高龄老人日常生活自理能力的多层次研究：个体因素和区域因素分析》，北京大学博士论文，2006。

59. 于学军：《中国老年人口健康研究》，《中国人口科学》1999年第4期。

60. 曾光：《中国公共卫生与健康新思维》，人民出版社，2006。

61. 曾毅等主编《健康长寿影响因素分析》，北京大学出版社，2004。

62. 曾毅等：《中国高龄老人的社会经济与健康状况》，《中国人口科学》2004年第S1期。

63. 翟凤英、金水高、葛可佑：《中国人群健康与营养状况调查阶段报告：8省实例研究》，《卫生研究》1996年第S1期。

64. 翟振武：《中国知识分子：短命还是长寿？——中国知识分子健康研究报告之一》，《人口研究》2005年第5期。

65. 张国良：《婚姻状况改变对妇女健康的影响》，《中国公共卫生》2006年第9期。

66. 张雷、雷雳、郭伯良：《多层线性模型应用》，教育科学出版社，2005。

67. 郑杭生主编《社会学概论新修（修订本）》，中国人民大学出版社，1998。

68. 郑晓瑛：《人口科学中新的研究领域：人口、健康与发展》，

《人口研究》2001年第4期。

69. 郑晓瑛:《人口健康与社会可持续发展》,《中国人口·资源与环境》2002年第6期。

70. 郑晓瑛、金小桃主编《聚焦中国人口健康——第三届中国人口问题高级资讯会报告集》,中国人口出版社,2006。

71. 郑晓瑛、宋新明:《健康人口学的定义界定和内涵研究》,《人口研究》2000年第4期。

72. 周雷等:《人群健康与健康决定因素》,《中国健康教育》2004年第2期。

73. 周绿林:《卫生经济及政策分析》,东南大学出版社,2004。

74. 朱向东:《世纪之交的中国人口》,中国统计出版社,2006。

75. 庄亚儿、张丽萍:《1990年以来中国常用人口数据集》,中国人口出版社,2003。

[外文部分]

1. Stephanie A. Robert, "Socioeconomic Position and Health: The Independent Contribution of Community Socioeconomic Context," *Annual Review of Sociology* 25 (1999): 489 – 516.

2. Adler NE, Ostrove JM, "Socioeconomic Status and Health: What We Know and What We Don't," *Socioeconomic Status and Health in Industrial Nations* 896 (1999): 3 – 15.

3. Alwin DF, Wray LA, "A Life – Span Developmental Perspective on Social Status and Health," *The Journals of Gerontology: Series B* 60 (2005): S7 – S14 (Special Issue II).

4. Antonovsky. A, "Social Class, Life Expectancy and Overall Mortality," *The Milbank Memorial Fund Quarterly* 45 (1967): 31 – 73.

5. Avery MG, Gunnar A, Jon MH, "The Ecology of Race and Socioe-

conomic Distress: Infant and Working – Age Mortality in Chicago," *Demography* 35 (1) (1998): 23.

6. Bell AC, Adair LS, Popkin BM, "Understanding the Role of Mediating Risk Factors and Proxy Effects in the Association Between Socio – Economic Status and Untreated Hypertension," *Social Science & Medicine* 59 (2004): 275 – 83.

7. Berry BM, "Does Money Buy Better Health?: Three Essays Examining the Causes of Socioeconomic Differentials in Health After Midlife," University of Michigan, 2002.

8. Beydoun MA, Popkin BM, "The Impact of Socio – Economic Factors on Functional Status Decline among Community – Dwelling Older Adults in China," *Social Science & Medicine* 60 (2005): 2045 – 2057.

9. Blakely T A, Kennedy BP, Kawachi, "Socioeconomic Inequality in Voting Paricipation and Self – Rated Health," *American Journal of Public Health* 91 (1) (2001): 99 – 104.

10. Braveman P, Tarimo E, "Social Inequalities in Health Within Countries: Not only an Issue for Affluent Nations," *Social Science & Medicine* 54 (2002): 1621 – 35.

11. Burstein P, Susan Pitchford, "Social – Scientific and Legal Challenges to Education and Test Requirements in Employment," *Social Problems* 37 (2) (1990): 243 – 57.

12. Christine F, Knut – Inge K, "Socioeconomic Status and Health Behaviour Patterns through Adolescence: Results from a Prospective Cohort Study in Norway," *European Journal of Public Health* 16 (1) (2006): 41.

13. Davies AR, E. Ware J, *Measuring Health Perceptions in the Health Insurance Experiment* (Santa Monica, CA: Rand Corporation,

1981).

14. Diez-Roux AV, et al, "Neighborhood Environments and Coronary Heart Disease: A Multilevel Analysis," *American Journal of Epidemiology* 146 (1) (1997): 48-63.
15. E. Ross C, Wu C-1, "The Links between Education and Health," *American Sociological Review* 60 (5) (1995): 719-45.
16. Ecob R, "A Multilevel Modelling Approach to Examining the Effects of Area of Residence on Health and Functioning," *Journal of the Royal Statistical Society* 159 (Part. 1.) (1996): 61-75.
17. Fiscella K, Franks P, "Poverty or Income Inequality as Predictor of Mortality: Longitudinal Cohort Study," *British Medical Journal* 314 (1997): 1724-28.
18. Frank WY, "Socioeconomic Status and Health: The Problem of Explanation and a Sociological Solution," *Social Theory & Health* 2 (2) (2004): 123.
19. Fred CP, Richard GR, "Socioeconomic Status, Smoking, and Health: A Test of Competing Theories of Cumulative Advantage," *Journal of Health and Social Behavior* 45 (3) (2004): 306.
20. George LK, "Socioeconomic Status and Health Across the Life Course: Progress and Prospects," *The Journals of Gerontology: Series B* 60 (2005): S135-S139 (Special Issue II).
21. Goldman N, Korenman S, Weinstein R, "Marital Status and Health among the Elderly," *Social Science & Medicine* 40 (12) (1995): 1717.
22. Gravelle H, Wildman J, Sutton M, "Income, Income Inequality and Health: What can We Learn from Aggregate Data?" *Social Science & Medicine* 54 (2002): 577-589.
23. Guang G, Hongxin Z, "Multilevel Modeling for Binary Data,"

Annual Review of Sociology 26 (2000): 441.

24. Hardy M, Bryman A, *Handbook of Data Analysis* (Sage Publications Ltd, 2004).

25. Hayward MD, Gorman BK, "The Long Arm of Childhood: The Influence of Early - Life Social Conditions on Men's Mortality," *Demography* 41 (1) (2004): 87-107.

26. House JS, "Understanding Social Factors and Inequalities in Health: 20th Century Progress and 21st Century Prospects," *Journal of Health and Social Behavior* 43 (2) (2002): 125-42.

27. House JS, Lantz PM, Herd P, "Continuity and Change in the Social Stratification of Aging and Health Over the Life Course," *The Journals of Gerontology: Series B* 60 (2005) (Special Issue II).

28. House JS, Lepkowski JM, Kinney AM, Mero RP, C. Kessler R, Herzog AR, "The Social Stratification of Aging and Health," *Journal of Health and Social Behavior* 35 (3) (1994): 213-214.

29. Huisman M, Kunst AE, Mackenbach JP, "Intelligence and Socioeconomic Inequalities in Health," *The Lancet* 366 (9488) (2005): 807.

30. Idler EL, Benyamini Y, "Self - Rated Health and Mortality: A Review of Twenty - Seven Community Studies," *Journal of Health and Social Behavior* 38 (1) (1997): 21-37.

31. Idler EL, Kasl S, "Health Perceptions and Survival: Do Global Evaluations of Health Status Really Predict Mortality?" *Journal of Gerontology* 46 (2) (1991): S55.

32. IH Y, Kaplan GA, "Neighborhood Social Environment and Risk of Death: Multilevel Evidence from the Alameda County Study," *American Journal of Epidemiology* 149 (10) (1999): 898-907.

33. IH Y, Kaplan GA, "Poverty Area Residence and Changes in Depression and Perceived Health Status: Evidence from the Alameda County Study," *International Journal of Epidemiology* 28 (1) (1999): 90-4.
34. IH Y, SL S, "The Social Environment and Health: A Discussion of the Epidemiologic Literature," *Annual Review of Public Health* 20 (1999): 287-308.
35. James BK, Toshiko K, "Neighborhood Socioeconomic Disadvantage and Access to Health Care," *Journal of Health and Social Behavior* 46 (1) (2005): 15.
36. James PS, "Healthy Bodies and Thick Wallets: The Dual Relation Between Health and Economic Status," *The Journal of Economic Perspectives* 13 (2) (1999): 145.
37. James PS, Kington R, "Demographic and Economic Correlates of Health in Old Age," *Demography* 34 (1) (1997): 159-70.
38. Jean-Christophe F, Barthelemy K-D, "Measuring Socioeconomic Status in Health Research in Developing Countries: Should We be Focusing on Households, Communities or Both?" *Social Indicators Research* 72 (2) (2005): 189.
39. Jennifer MM, Jeffrey M, "Exploring the Relationships Between Income Inequality, Socioeconomic Status and Health: A Self-Guided Tour?" *International Journal of Epidemiology* 31 (3) (2002): 685.
40. Jersey L, John FM, Arvind J, Neal K, et al, "Socioeconomic Gradient in Old Age Mortality in Wuhan, China," *The Journals of Gerontology* 55B (4) (2000): S222.
41. Kahn JR, Fazio EM, "Economic Status Over the Life Course and Racial Disparities in Health," *The Journals of Gerontology*:

Series B 60 (2005): S76 - S84 (Special Issue II).

42. Kaplan S, "Patient Reports of Health Status as Predictors of Physiologic Health Measures in Chronic Disease," *Journal of Chronic Disease* 40 (supp) (1987): 27 - 35.

43. Kennedy BP, Kawachi I, Glass R, Prothrow - Stith D, "Income Distribution, Socioecnomic Status, and Self - Rated Health in the United States," *British Medical Journal* 317 (1998): 917 - 21.

44. Kim S, "A Cross - National Comparison of Lifestyle Between China and the United States, Using a Comprehensive Cross - National Measurement Tool of the Healthfulness of Lifestyles: The Lifestyle Index," *Preventive Medicine* 38 (2004): 160 - 71.

45. Kim S, Symons M, Popkin BM, "Contrasting Socioeconomic Profiles Related to Healthier Lifestyles in China and the United States," *American Journal of Epidemiology* 159(2) (2004): 184 - 91.

46. Laaksonen M, Rahkonen O, Martikainen P, Lahelma E, "Socioeconomic Position and Self - Rated Health: The Contribution of Childhood Socioeconomic Circumstances, Adult Socioeconomic Status, and Material Resources," *American Journal of Public Health* 95 (8) (2005): 1403 - 1409.

47. Li H, Zhu Y, "Income, Income Inequality, and Health: Evidence from China," *Journal of Comparative Economics* 34 (2006): 668 - 93.

48. Link BG, Phelan J, "Social Conditions as Fundamental Causes of Disease," *Journal of Health and Social Behavior* 35 (1995) (Extra Issue): 80.

49. Lochner K, Pamuk E, Makuc D, "State - Level Income Inequality

and Individual Mortality Risk: A prospective, Multilevel Study," *American Journal of Public Health* 91 (3) (2001): 385-91.

50. Lynch JW, Kaplan GA, Shema SJ, "Cumulative Impact of Sustained Economic Hardship on Physical, Cognitive, Psychological, and Social Functioning," *The New England Journal of Medicine* 337 (26) (1997).

51. Marmot M, Wilkinson RG, *Social Determinants of Health* (Oxford: Oxford University Press, 2001).

52. Mikko L, Ossi R, Pekka M, Eero L, "Socioeconomic Position and Self-Rated Health: The Contribution of Childhood Socioeconomic Circumstances, Adult Socioeconomic Status, and Material Resources," *American Journal of Public Health* 95 (8) (2005): 1403.

53. Mossey JM, Shapiro E, "Self-Rated Health: A predictor of Mortality among the Elderly," *American Journal of Public Health* 72 (1982): 800-8.

54. Mulatu MS, Schooler C, "Causal Connections Between Socio-Economic Status and Health: Reciprocal Effects and Mediating Mechanisms," *Journal of Health and Social Behavior* 43 (1) (2002): 22-41.

55. Nancy EA, Katherine N, "Socioeconomic Disparities in Health: Pathways and Policies," *Health Affairs* 21 (2) (2002): 60.

56. Noreen G, Rachel TK, Cassio MT, Anne RP, "Socioeconomic Gradients in Health for White and Mexican-Origin Populations," *American Journal of Public Health* 96 (12) (2006): 2186.

57. Pebley AR, Goldman N, Rodriguez G, "Prenatal and Delivery Care and Childhood Immunization in Guatemala: Do Family and

Community Matter?" *Demography* 33 (2) (1996): 231.

58. Phelan JC, Link BG, Diez-Roux A, Kawachi I, Levin B, "'Fundamental Causes' of Social Inequalities in Mortality: A Test of the Theory," *Journal of Health and Social Behavior* 45 (3) (2004): 265–85.

59. Qiao X, Zhang K, Changes in the Perceived Health Expectancy of the Elderly in China, from 1992 to 2000.

60. R W, D W, "Origins of Public Health Collapse in New York City: The Dynamics of Planned Shrinkage, Contagious Urban Decay and Social Disintegration," *Bull. N, Y. Acad. Med* 66 (5) (1990): 391–434.

61. Reijneveld SA, "The Impact of Individual and Area Characteristics on Urban Socioeconomic Differences in Health and Smoking," *International Journal of Epidemiology* 27 (1998): 33–40.

62. Reynolds SL, Crimmins EM, Saito Y, "Cohort Differences in Disability and Disease Presence," *The Gerontologist* 38 (5) (1998).

63. Richard GW, Amanda LB, Carol SA, "Socioeconomic Context, Social Support, and Adolescent Mental Health: A Multilevel Investigation," *Journal of Youth and Adolescence* 35 (1) (2006): 109.

64. Robin J, Mcavay G, "Determinants of Change in Perceived Health in a Longitudinal Study of Older Adults," *Journal of Gerontology* 47 (6) (1992): 373–84.

65. Robine J-M, Jagger C, Mathers CD, Crimmins EM, Suzman RM, *Determining Health Expectancies* (London: John Wiley & Sons Ltd, 2002).

66. Ross CE, Bird CE, "Sex Stratification and Health Lifestyle:

Consequences for Men's and Women's Perceived Health," *Journal of Health and Social Behavior* 35 (2) (1994): 161.

67. Rossum CV, Mheen HVd, Mackenbach J, Grobbee D, "Socioeconomic Status and Mortality in Dutch Elderly People," *European Journal of Public Health* (2000).

68. Sewell WH, M. Hauser R, *Education, Occupation and Earnings* (New York: Academic Press, 1975).

69. Shiro H, Caleb EF, France M, Jacques V, "Differential Patterns of Age – Related Mortality Increase in Middle Age and Old Age," *The Journals of Gerontology* 58A (6) (2003): 495.

70. Singer BH, Ryff CD, *New Horizons in Health: An Integrative Approach* (Washington D. C. : National Academy Press, 2001).

71. Soobader M – J, LeClere F, "Aggregation and the Measurement of Income Inequality: Effects on Morbidity," *Social Science & Medicine* 48 (6) (1999): 733 – 44.

72. Stephanie AR, "Community – Level Socioeconomic Status Effects on Adult Health," *Journal of Health and Social Behavior* 39 (1) (1998): 18.

73. Stephen W R, Bryk AS, *Hierarchical Linear Models: Applications and Data Analysis Methods (Second Edition)* (Sage Publications, 2002).

74. Susser. M. , Watson W, Hopper K, *Sociology in Medicine* (New York: Oxford University Press, 1985).

75. WHO, Actions on the Social Determinants of Health: Learning from Previous Experiences, 2005.

76. Williams DR, "Socioeconomic Differentials in Health: A Review and Redirection," *Social Science & Medicine* 53 (1990): 81 – 99.

77. Wray LA, Alwin DF, McCammon RJ, "Social Status and Risky Health Behaviors: Results From the Health and Retirement Study," *The Journals of Gerontology: Series B* 60 (2005): S85 – S92 (Special Issue II).
78. Yi Deokhee, Ph. D. , Effect of Health on Changing Labor Outcomes in Transition China, The University of North Carolina at Chapel Hill, 2005.

图书在版编目(CIP)数据

中国成年人健康的分层研究：基于个体因素和社区因素的分析/毕秋灵著.—北京：社会科学文献出版社，2011.8
ISBN 978-7-5097-2565-8

Ⅰ.①中… Ⅱ.①毕… Ⅲ.①成年人－健康状况－研究－中国 Ⅳ.①R194.3

中国版本图书馆CIP数据核字（2011）第142909号

中国成年人健康的分层研究
——基于个体因素和社区因素的分析

著　　者／毕秋灵

出 版 人／谢寿光
总 编 辑／邹东涛
出 版 者／社会科学文献出版社
地　　址／北京市西城区北三环中路甲29号院3号楼华龙大厦
邮政编码／100029

责任部门／人文科学图书事业部　(010) 59367215　　责任编辑／韩莹莹　范　迎
电子信箱／renwen@ssap.cn　　　　　　　　　　　　　责任校对／李　敏
项目统筹／宋月华　范　迎　　　　　　　　　　　　　责任印制／岳　阳
总 经 销／社会科学文献出版社发行部　(010) 59367081　59367089
读者服务／读者服务中心　(010) 59367028

印　　装／北京季蜂印刷有限公司
开　　本／787mm×1092mm　1/20　　印　张／8.8
版　　次／2011年8月第1版　　　　　字　数／142千字
印　　次／2011年8月第1次印刷
书　　号／ISBN 978-7-5097-2565-8
定　　价／39.00元

本书如有破损、缺页、装订错误，请与本社读者服务中心联系更换
　版权所有　翻印必究